Thieme

Alpha-1-Antitrypsin-Mangel

Pathophysiologie, Diagnose und Therapie

Robert Bals, Thomas Köhnlein

26 Abbildungen
10 Tabellen

Georg Thieme Verlag
Stuttgart · New York

Bibliografische Information der Deutschen Nationalbibliothek

Die Deutsche Nationalbibliothek verzeichnet diese Publikation in der Deutschen Nationalbibliografie; detaillierte bibliografische Daten sind im Internet über http://dnb.d-nb.de abrufbar.

Die Herausgabe dieser Publikation wurde gefördert durch einen Forschungszuschuss der Firma Talecris Biotherapeutics GmbH, Frankfurt/Main, Deutschland.

Wichtiger Hinweis: Wie jede Wissenschaft ist die Medizin ständigen Entwicklungen unterworfen. Forschung und klinische Erfahrung erweitern unsere Erkenntnisse, insbesondere was Behandlung und medikamentöse Therapie anbelangt. Soweit in diesem Buch eine Dosierung oder eine Applikation erwähnt wird, darf der Leser zwar darauf vertrauen, dass Autoren, Herausgeber und Verlag große Sorgfalt darauf verwandt haben, dass diese Angabe dem **Wissensstand bei Fertigstellung des Werkes** entspricht.

Für Angaben über Dosierungsanweisungen und Applikationsformen kann vom Verlag jedoch keine Gewähr übernommen werden. **Jeder Benutzer ist angehalten,** durch sorgfältige Prüfung der Beipackzettel der verwendeten Präparate und gegebenenfalls nach Konsultation eines Spezialisten festzustellen, ob die dort gegebene Empfehlung für Dosierungen oder die Beachtung von Kontraindikationen gegenüber der Angabe in diesem Buch abweicht. Eine solche Prüfung ist besonders wichtig bei selten verwendeten Präparaten oder solchen, die neu auf den Markt gebracht worden sind. **Jede Dosierung oder Applikation erfolgt auf eigene Gefahr des Benutzers.** Autoren und Verlag appellieren an jeden Benutzer, ihm etwa auffallende Ungenauigkeiten dem Verlag mitzuteilen.

Rüdigerstraße 14
D-70469 Stuttgart
Unsere Homepage: http://www.thieme.de

Printed in Germany

Umschlaggestaltung: Thieme Verlagsgruppe
Abbildungen: Ziegler + Müller, Kirchentellinsfurt
Satz: Ziegler + Müller, Kirchentellinsfurt
Druck und Buchbinderei: Grafisches Centrum Cuno, Calbe

ISBN 978-3-13-146511-5

1 2 3 4 5 6

Einleitung und Überblick

Thomas Köhnlein, Robert Bals

Der Alpha-1-Antitrypsin-Mangel (AATM) beruht auf Mutationen des SERPINA1-Gens und manifestiert sich klinisch als Chronisch Obstruktive Bronchitis (COPD) und/oder Leberzirrhose. In seltenen Fällen ist der AATM auch mit einer c-ANCA-positiven Vaskulitis oder einer entzündlichen Hauterkrankung (Pannikulitis) vergesellschaftet.

Pathophysiologie. Das Gen, das für Alpha-1-Antitrypsin (AAT) kodiert, heißt SERPINA1 und ist auf Chromosom 14 in Position q32.1 lokalisiert. Es besteht aus 7 Exons, 3 davon mit unvollständiger Translation. Das Protein wird überwiegend in der Leber, aber auch in Epithelzellen und Makrophagen exprimiert. AAT wird aus der Leber ins Blut freigesetzt, wo seine Halbwertszeit 4 bis 5 Tage beträgt. Zu den Hauptfunktionen von AAT gehört die Inhibition der Neutrophilen-Elastase und anderer Proteasen. Neuen Veröffentlichungen zufolge beeinflusst AAT darüber hinaus auch die Entzündungsprozesse. Mutationen im SERPINA1-Gen haben verschiedene Konsequenzen. Klinisch am bedeutsamsten ist die Z-Mutation, deren Hauptwirkung in einer Aggregation von AAT-Z-Molekülen in der Leber besteht. Der zelluläre Stress, dem die Hepatozyten dadurch ausgesetzt sind, kann zu einer Leberschädigung und zur Leberzirrhose führen. Gleichzeitig wird weniger AAT ins Blut freigesetzt und die Konzentration der Substanz in der Lunge ist chronisch erniedrigt. Dies wiederum erhöht die Anfälligkeit der Lunge für Schädigungen durch Proteasen. Infolgedessen weisen Menschen mit AATM ein zunehmendes Risiko für eine COPD auf.

Genetik und Epidemiologie. Die Häufigkeit eines homozygoten Alpha-1-Antitrypsin-Mangels in der Bevölkerung Europas wird auf etwa 0,01 bis 0,02% geschätzt. Nur bei einem Teil der betroffenen Personen wird die Krankheit manifest.

Diagnostische Verfahren. Die genetisch bedingte Prädisposition wird bei vielen Betroffenen nicht erkannt, auch wenn sie AATM-Symptome aufweisen. Das liegt vor allem an der Seltenheit der Störung. Es ist daher wichtig, an die Möglichkeit eines AATM zu denken, wenn sich ein Patient mit einer typischen Symptomkonstellation vorstellt. Als erstes wird die AAT-Serumkonzentration gemessen. Ist sie erniedrigt oder gibt es schwerwiegende klinische Gründe für den Verdacht auf einen AAT-Mangel, sollte eine weitere diagnostische Abklärung mittels Phänotypisierung und Genotypisierung erfolgen. In seltenen Fällen kann es notwendig sein, zur Identifikation seltener Mutationen eine Gensequenzierung durchzuführen.

Lungenerkrankung. In der Lunge schützt AAT durch seine Protease-hemmende Wirkung das Gewebe der Alveolen vor den proteolytischen Wirkungen der Neutrophilen-Elastase und anderer schädigender Proteasen. Ein AAT-Mangel im Lungengewebe führt zur Entstehung eines Lungenemphysems, insbesondere wenn schädliche Umweltfaktoren wie z. B. Rauchen dazukommen. Je niedriger die AAT-Konzentration im Serum, desto größer ist die Wahrscheinlichkeit einer Schädigung der Lungen. Die Therapie der Lungenerkrankung entspricht der Standardtherapie bei COPD. Bei Patienten mit schwerem AATD und mäßig eingeschränkter Lungenfunktion ist gemäß ATS/ERS-Leitlinien eine Augmentationstherapie mit gereinigtem AAT aus menschlichem Plasma möglich.

Lebererkrankung. Die Pathogenese der AATM-bedingten Leberzirrhose beruht auf einer Fehlfaltung und anschließender Agglomeration von AAT-Molekülen in den Hepatozyten. Dieser Prozess wird durch Kofaktoren wie z. B. ernährungsbedingte Leberschäden oder Infektionen verstärkt und mündet in eine Leberzirrhose. Für die AATM-induzierte Leberzirrhose gibt es keine spezifische Therapie.

Alle diese Punkte werden in dem Buch ausführlich in einer Weise erörtert, die direkte Schlussfolgerungen für die tägliche klinische Praxis erlaubt.

Vorwort

Als eine der ersten genetisch bedingten Störungen wurde der Alpha-1-Antitrypsin-Mangel auf molekularer Ebene vollständig charakterisiert. Wir können somit den genetischen Polymorphismus, der dem Mangel zugrunde liegt, und die daraus folgende Veränderung der Proteinstruktur als Ursache des AAT-Mangels und der darauf beruhenden Krankheitsmanifestationen genau benennen. Wir wissen in Umrissen, warum der Mangel eine Prädisposition für degenerative Veränderungen der Lungen darstellt und warum die fehlerhafte Prozessierung der mutanten Alpha-1-Antitrypsin-Varianten die Funktion der Leberzellen beeinträchtigt und eine progredient verlaufende Leberschädigung nach sich zieht. Wir können also mit gutem Gewissen behaupten, dass die Beiträge in diesem Band eine modellhafte Vorstellung von der Art und Weise vermitteln, in der ein einziger molekularer Defekt ein ganzes Syndrom verursachen kann. Bemerkenswerterweise zeigt der Alpha-1-Antitrypsin-Mangel auch, wie eine genetisch bedingte Störung durch Umweltfaktoren zum Ausbruch gebracht werden kann: Viele Personen mit schwerem AAT-Mangel merken ihr ganzes Leben lang nichts von einer Beeinträchtigung ihrer Atmung, während bei anderen, die starke Raucher sind, die körperliche Leistungsfähigkeit schon in mittlerem Alter durch ein Emphysem eingeschränkt wird. Bei allem, was wir mittlerweile wissen, ist doch die wichtigste Lektion, die sich vom Alpha-1-Antitrypsin-Mangel auf genetisch bedingte Krankheiten im Allgemeinen übertragen lässt, die Vielfältigkeit des Krankheitsbilds und die unterschiedliche Schwere der klinischen Folgen, die durch ein und dieselbe Genveränderung ausgelöst werden können. Selbst zwischen Geschwistern, die denselben Defekt aufweisen, kann eine bemerkenswerte Variabilität bestehen: Der eine erkrankt bereits als Jugendlicher an einer Zirrhose, der zweite Jahre später an einem Emphysem, während der dritte symptomfrei bleibt. Manchmal lässt sich das durch unterschiedliche Interaktionen der Mangelgene erklären; so z. B. bei der schweren Z-Variante oder der leichteren S-Variante von Alpha-1-Antitrypsin. Die Menschen sind jedoch komplexe Systeme, und wir können bezüglich der Folgen eines isolierten Defekts auf den Organismus als Ganzen nur begründete Vermutungen abgeben. Oder, in einfacheren Worten aus der klinischen Praxis: Jeder Patient ist anders und muss als einmaliges Individuum betrachtet werden.

Hierin liegt der besondere Wert des Buches. Es gibt dem Arzt oder Genetiker in der Familienberatung eine knappe und kompetente Informationsquelle über den aktuellen Kenntnisstand zu Natur, Folgen und Behandlung dieses erblichen Mangels an die Hand. Die wichtigste Aufgabe des behandelnden Arztes besteht bei diesen Patienten in Beruhigung und Information. Auch sind schwierige Fragen zu beantworten. So wollen z. B. homozygote Personen mit schwerem Mangel wissen, ob Alkohol für sie besonders gefährlich ist. Andere kommen zur Beratung, um zu erfahren, ob eine Substitutionstherapie empfehlenswert ist und ob es Beweise für ihre Wirksamkeit gibt. In welchem Stadium sollte mit einer solchen Behandlung begonnen werden? Welche sonstigen Risiken sind mit dem Antitrypsin-Mangel verbunden? Und so weiter. Wahr ist, dass es zum jetzigen Zeitpunkt keine absolut sicheren Antworten auf diese Fragen gibt. Beruhigend dabei ist – und dieses Buch ist Ausdruck davon –, dass über diese Themen aktiv geforscht wird. Unsere Kenntnisse und unsere Fähigkeit zur Behandlung bzw. zum Management der Folgen des Alpha-1-Antitrypsin-Mangels werden Jahr für Jahr zunehmen, und dies wird sich, so ist zu hoffen, in künftigen Auflagen dieses klinischen Handbuchs widerspiegeln.

August 2009 Robin Carrell

Anschriften

Dr. Loutfi S. Aboussouan
Cleveland Clinic, Respiratory Institute, A-90,
9500 Euclid Avenue, Cleveland, OH 44195, USA
aboussl@ccf.org

Prof. Dr. Dr. Robert Bals
Universitätsklinikum des Saarlandes
Innere Medizin V – Pneumologie,
Allergologie, Beatmungs- und Umweltmedizin,
Geb. 91, 66421 Homburg/Saar, Deutschland
robert.bals@uks.eu

Prof. Dr. Robin Carrell
Cambridge Institute for Medical Research, Wellcome
MRC Building, Hills Road, Cambridge CB2 2XY, U.K.
rwc1000@cam.ac.uk

Dr. Richard I. Carter
Lung Investigation Unit, Queen Elizabeth Hospital,
Edgbaston, Birmingham B15 2TH, U.K.
richard.carter@uhb.nhs.uk

Prof. Dr. Kenneth R. Chapman
Asthma & Airway Centre, University Health Network,
Toronto Western Hospital, Room 7-451 East Wing,
399 Bathurst St., Toronto, Ontario, Canada M5T 2S8
kchapman@ca.inter.net

Prof. Dr. Dr. Sabina Janciauskiene
Medizinische Hochschule Hannover,
Klinik für Pneumologie, Carl-Neuberg-Straße 1,
30625 Hannover, Deutschland
Janciauskiene.Sabina@mh-hannover.de

Dr. Thomas Köhnlein
Medizinische Hochschule Hannover,
Klinik für Pneumologie, Carl-Neuberg-Straße 1,
30625 Hannover, Deutschland
Koehnlein.Thomas@mh-hannover.de

Prof. Dr. Maurizio Luisetti
Clinica Malattie Apparato Respiratorio, Fondazione
IRCCS Policlinico San Matteo, Università di Pavia,
Piazza Golgi 19, 27100 Pavia, Italy
m.luisetti@smatteo.pv.it

Dr. Marc Miravitlles
Department of Pneumology, Hospital Clinic,
Villarroel 170, 08036 Barcelona, Spain
marcm@separ.es

Dr. David Parr
Department of Respiratory Medicine,
University Hospitals of Coventry and Warwickshire,
Clifford Bridge Road, Coventry, CV2 2DX, U.K.
david.parr@uhcw.nhs.uk

Prof. Dr. Erich W. Russi
Department Innere Medizin,
Klinik für Pneumologie, Universitätsspital,
Rämistrasse 100, 8091 Zürich, Schweiz
erich.russi@usz.ch

Prof. Dr. Robert A. Sandhaus
National Jewish Medical and Research Center,
1400 Jackson Street, Denver, CO 80218, USA
rasandhaus@alphaone.org

Prof. Dr. Robert A. Stockley
Lung Investigation Unit, Queen Elizabeth Hospital,
Edgbaston, Birmingham B15 2TH, U.K.
rob.stockley@uhb.nhs.uk

Prof. Dr. Jan Stolk
Department of Pulmonology (C3-P),
Leiden University Medical Center,
Albinusdreef 2, 2300 RC Leiden, Netherlands
j.stolk.long@lumc.nl

Prof. Dr. James K. Stoller
Respiratory Institute, A90, 9500 Euclid Avenue,
Cleveland Clinic, Cleveland OH 44195, USA
stollej@ccf.org

Prof. Dr. Jeffrey H. Teckman
Gastroenterology and Hepatology, Department of
Pediatrics, St. Louis University, Cardinal Glennon
Children's Medical Center, 1465 South Grand Blvd.,
St. Louis, MO 63104, USA
teckmanj@slu.edu

Inhaltsverzeichnis

1 Genetik und Epidemiologie

Jan Stolk[1], *Maurizio Luisetti*[2]

[1] Abteilung für Pulmonologie (C3-P), Universitätsklinikum Leiden, Leiden, Niederlande

[2] Centro di Diagnosi del Deficit Ereditario di Alfa1-antitripsina e Coordinamento del Registro Nazionale, Clinica di Malattie dell'Apparato Respiratorio, Fondazione IRCCS Policlinico San Matteo, Università di Pavia, Pavia, Italien

1.1 Einleitung

Es ist mittlerweile 47 Jahre her, seit Laurell und Eriksson mit ihrer wegweisenden Arbeit [1] den Startschuss für eine der faszinierendsten und aufregendsten Entwicklungen in der Geschichte der Inneren Medizin gaben. Obwohl in dieser Zeit ein Datenmaterial von grandioser Quantität wie Qualität zusammengetragen wurde, ist die Entwicklung bezüglich des Alpha-1-Antitrypsin-Mangels (AATM) noch längst nicht am Ziel, und die Zahl der offenen Fragen ist keineswegs kleiner als die der gesicherten Beweise. Nichtsdestotrotz verfügen wir über solide Kenntnisse bezüglich der molekularen Mechanismen, die dem AATM zugrunde liegen, seines Vererbungsmusters sowie der Evolution des SERPINA1-Gens und seiner genetischen Epidemiologie. Mittlerweile gewinnen wir immer mehr Erkenntnisse über Gen-Environment-Interaktionen und Gen-Penetranz, über das Alter und den Entstehungsort des AATM sowie die Art und Weise seiner geografischen Ausbreitung. Dieses Kapitel enthält eine Zusammenfassung dieser Daten. Zunächst jedoch eine kurze Vorstellung des AAT-Proteins zum leichteren Verständnis der Nomenklatur.

1.2 Alpha-1-Antitrypsin: Das Protein

Alpha-1-Antitrypsin (AAT oder α1-AT) wird auch als Alpha-1-Proteinase-Inhibitor (α1-PI) bezeichnet. Es handelt sich um ein Glykoprotein mit einer Molekularmasse von 52 kD, das von den Leberzellen und, in geringerem Umfang, von den Phagozyten und den Epithelzellen in den Lungen sezerniert wird. Das AAT-Protein ist 394 Aminosäuren groß. Sein aktives Zentrum ist ein Methionin-Rest in Position 358 (Abb. **1.1**). Die Hauptfunktion von AAT in den Lungen besteht im Schutz des Parenchyms vor Angriffen des Enzyms Elastase, das durch stimulierte neutrophile Granulozyten freigesetzt wird. Diese These stützt sich auf die Tatsache, dass Personen mit schwerem AATM schon in jungen Jahren an Lungenemphysem erkranken [2]. Bei den meisten Menschen liegen die normalen AAT-Plasmaspiegel im Bereich von 90–200 mg/dl. AAT ist bekannt als ein Akute-Phase-Protein; Hauptdeterminante für die individuelle Variabilität ist jedoch der ausgeprägte Pleomorphismus dieses Glykoproteins. So wurden mehr als 125 AAT-Varianten identifiziert, die eng mit ihrem jeweiligen Plasmaspiegel korrelieren. Das Vererbungsmuster der Gen-Allele, die für die entsprechenden Proteinvarianten kodieren, wird später in diesem Kapitel beschrieben.

Zur Identifikation der AAT-Varianten des Allelsystems „Pi" (Protease-Inhibitor) wird folgende Nomenklatur verwendet: Verschiedene Buchstaben des Alphabets kennzeichnen die Varianten nach ihrer Wanderungsgeschwindigkeit in der Stärkegel-Elektrophorese (Pi M = Medium/Mittel; Pi S = Slow/Langsam; Pi F = Fast/Schnell; Pi Z = Very Slow/Sehr langsam) und danach, ob sie bei der isoelektrischen Fokussierung (IEF) zur Anode oder zur Kathode wandern [3]. Nach dem Beginn des Genomzeitalters wurde das Pi-System umbenannt in PI* und beschreibt jetzt den Ort des AAT-Gens. PiSZ bzw. PI*SZ bedeutet also, dass die betroffene Person gemischt-heterozygot ist und die Allele S und Z aufweist, diagnostiziert auf der Ebene des Proteins (IEF) bzw. des Gens. Dieser spezielle diagnostische Ansatz wird auch als Phänotypisierung bzw. Genotypisierung bezeichnet [3]. Weniger häufige Subtypen der AAT-Varianten schließlich werden, zusätzlich zu dem jeweiligen Buchstaben des Alphabets, nach dem Wohnort des ältesten lebenden Trägers der Variante benannt – z. B. $M_{procida}$, $L_{frankfurt}$ usw.

In Anbetracht der riesigen Zahl von AAT-Varianten schien für klinische Zwecke eine Klassifikation in 4 Hauptkategorien sinnvoll, die wie folgt definiert sind [4]:

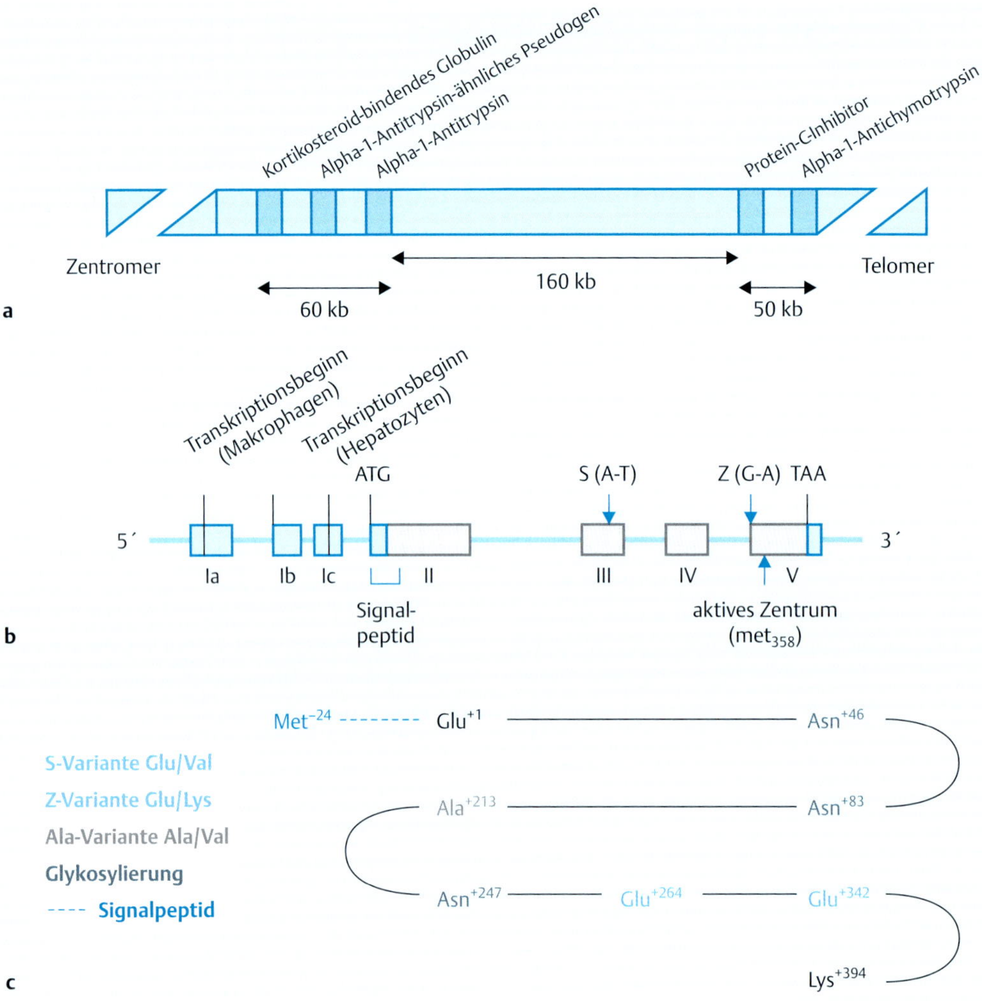

Abb. 1.1 **a** Lokalisierung des SERPIN-Supergens in Position 14q32.1. **b** Struktur des SERPINA1-Gens. **c** Das AAT-Protein.

Normal: Der AAT-Plasmaspiegel liegt im Referenzbereich der Allgemeinbevölkerung und ist nicht mit einem erhöhten Risiko für Lungen- und/oder Lebererkrankungen assoziiert. Die 4 häufigsten, mit mittlerer Geschwindigkeit wandernden M-Varianten werden als M1 – M4 bezeichnet (M1 → M4; siehe unten).

Defizient: Der AAT-Plasmaspiegel ist erniedrigt, aber noch nachweisbar und mit einem erhöhten Risiko für Lungen- und Lebererkrankungen assoziiert. Die Obergrenze des AAT-Plasmaspiegels bei einer AAT-Variante dieser Kategorie liegt bei 60 mg/dl; dies entspricht dem 75. Perzentil des Spiegels, den Personen mit dem Genotyp PI*SZ aufweisen [5].

Null: Es ist kein AAT im Plasma nachweisbar, und es besteht ein erhöhtes Risiko für Lungen-, aber nicht für Lebererkrankungen. Diese Varianten werden zurzeit mit den Buchstaben QO bezeichnet.

Dysfunktional: In diese Kategorie fällt die Pittsburgh-Variante; dabei handelt es sich um ein AAT, das sich aus einem Elastase-Inhibitor in einen Thrombin-Inhibitor verwandelt hat und eine deutlich reduzierte Affinität gegenüber der Neutrophilen-Elastase aufweist; diese Form wird auch als PI*F-Variante bezeichnet.

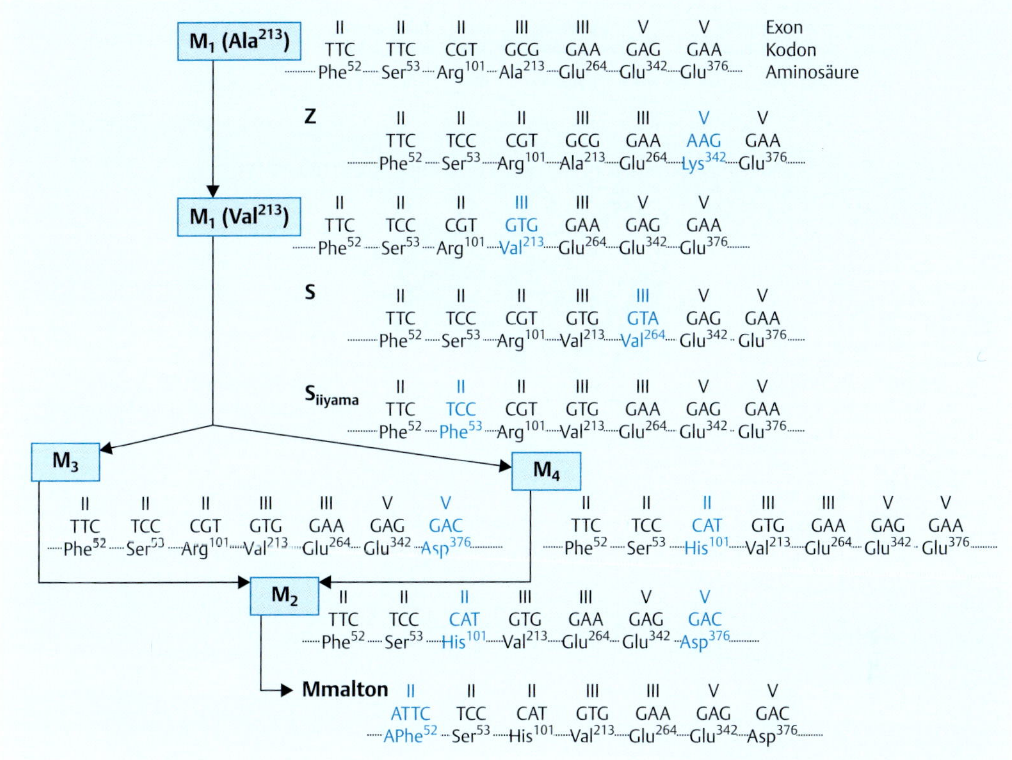

Abb. 1.**2** Phylogenetischer Baum des SERPINA1-Gens. Nachdruck mit freundlicher Genehmigung von Luisetti und Seersholm [24].

1.3 Alpha-1-Antitrypsin: Genorganisation und Evolution

Für das AAT-Protein kodiert das auf Chromosom 14 am Protease-Inhibitor-Genort (Pi-Genort) 14q32.1 lokalisierte Gen. Es ist Teil des Genclusters, der als SERPIN-(*Ser*in-*P*rotease-*In*hibitor-)Supergen bezeichnet wird und auch für α_1-Antichymotrypsin, Protein-C-Inhibitor u. a. kodiert. Heute wird für den Pi-Genort die Bezeichnung SERPINA1 verwendet (Abb. 1.**1**). Das Gen ist 12,2 kb lang und besitzt 4 kodierende Exons (II, III, IV, V), 3 nicht kodierende Exons (IA, IB, IC) und 6 Introne; die Region, die für die reaktive Schleife kodiert (MET^{358}-SER^{359}) liegt im Exon V. Wahrscheinlich hat sich das SERPINA1-Gen erst vor relativ kurzer Zeit von anderen SERPIN-Genen differenziert, denn SERPINA1 von höheren Primaten unterscheidet sich nur in wenigen Nukleotiden von den SERPINA1-Varianten bei den Vorfahren des heutigen Menschen; beide weisen die Kombination Arg^{101}-Ala^{213}-Glu^{376} auf [6]. Verwendet man 3 so wichtige Aminosäuren als HaplotypMarker, kann man einen putativen phylogenetischen Baum der wichtigen AAT-Wildtypvarianten mit normalen AAT-Plasmaspiegeln und der häufigsten Mangelvarianten zeichnen (Abb. 1.**2**).

1.4 Die molekulare Basis des Alpha-1-Antitrypsin-Mangels

Die Mutation Pi*Z ist ein Einzelnukleotid-Polymorphismus (single nucleotide polymorphism – SNP), der zum Austausch einer Aminosäure in Position 342 führt: Glutaminsäure wird gegen Lysin ausgetauscht ($Glu^{342}Lys$) [7]. Hierdurch verändert sich die Konformation der reaktiven Schleife, im β-Faltblatt A öffnet sich ein Spalt, und ein zweites Molekül kann mit seiner reaktiven Schleife an diesem Punkt andocken (Review in [8]). Dieser Prozess setzt sich immer weiter fort, sodass AAT-Polymere entstehen, die Einschlusskörper in den Leber-

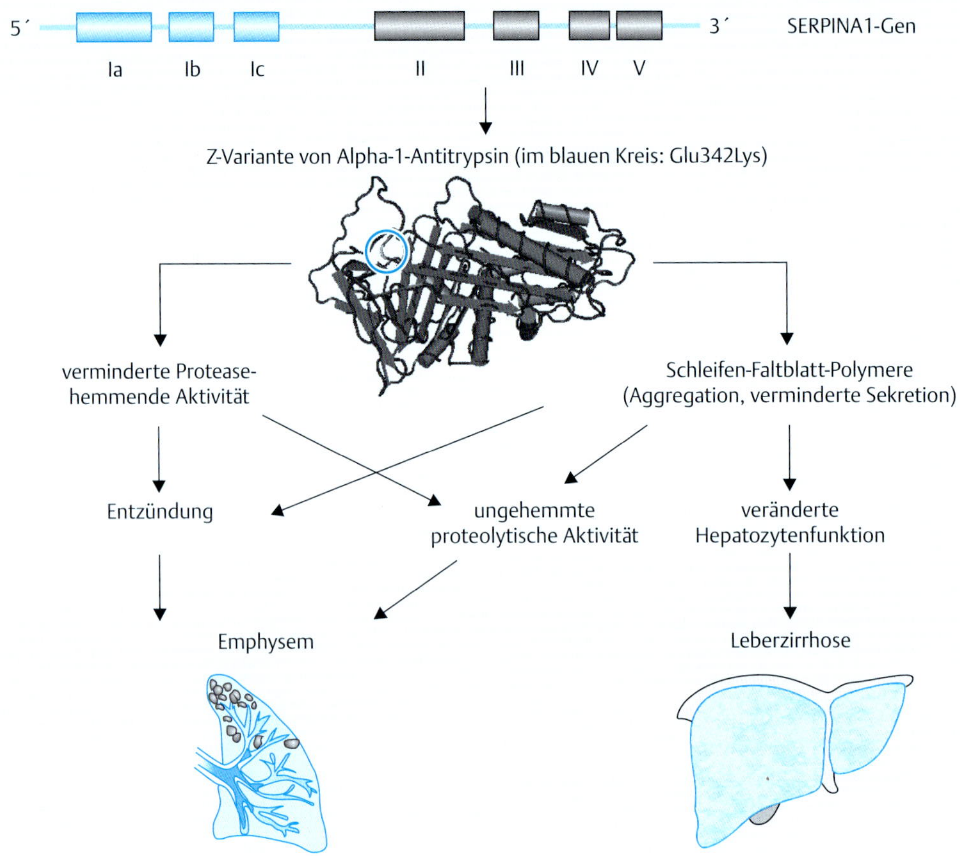

Abb. 1.**3** Das Z-Allel stellt den wichtigsten genetischen Defekt beim Alpha-1-Antitrypsin-Mangel dar. Es handelt sich um eine Punktmutation in Exon V des Gens, die dazu führt, dass in dem Protein die Aminosäure Glutamin (G) in Position 342 gegen die Aminosäure Lysin (A) ausgetauscht wird. Alpha-1-Antitrypsin ist ein wichtiger Protease-Inhibitor, der insbesondere die Neutrophilen-Elastase hemmt. Das Z-Allel führt zu einer Polymerisierung in der Leber mit Bildung von Einschlusskörpern in den Hepatozyten und verminderter Konzentration im Serum. Im Mittelpunkt der therapeutischen Bemühungen stehen daher Strategien zur Behebung des angeborenen Mangels durch AAT-Augmentation sowie zur Entwicklung kleiner Peptide, die in der Lage sind, die mit dem Z-Allel assoziierte Polymerisierung des AAT-Proteins in der Leber selektiv zu hemmen.

zellen bilden, statt in den Blutkreislauf sezerniert zu werden, ein Vorgang, der *in vitro* unter physiologischen Bedingungen reproduziert werden konnte (siehe Abb. 1.**3**). Als Folge davon sterben Leberzellen ab, und schließlich entwickelt sich bei AATM-Patienten eine Lebererkrankung. Deren genaue Entstehungsmechanismen sind allerdings noch nicht vollständig geklärt. Zudem ist die Lebererkrankung sehr unterschiedlich ausgeprägt. Sie kann sich auf eine Gelbsucht bei der Geburt beschränken, aber auch bis zur Zirrhose fortschreiten. Möglicherweise wird dieser Aspekt des klinischen Bildes durch andere genetische Einflüsse bestimmt. Eine derartige AAT-Polymerisation liegt auch den AATM-Formen PI*M_{malton} (^{52}Phe-Deletion) und PI*S_{iiyama} (Ser^{53}Phe) zugrunde, die in Sardinien bzw. in Japan häufig vorkommen. Eine langsamere Polymerbildung ist bei Patienten mit dem PI*S-Allel (Glu^{264}Val) zu beobachten, denn bei dieser Form ist die Strukturveränderung am β-Faltblatt A weniger radikal, sodass der Mangel im Serum schwächer ausgeprägt ist und das

Krankheitsbild klinisch weniger ausgeprägt in Erscheinung tritt [9]. Bei Rauchern mit dem Genotyp PI*SZ liegt der klinische Phänotyp der Leber- und der Lungenerkrankung gewöhnlich in der Mitte zwischen dem von Personen mit PI*Z- und mit PI*S-Mutation.

Als Varianten von SERPINA1 wurden mehrere Mutationen beschrieben, die zum vollständigen Fehlen der AAT-Produktion führen (Nullmutationen). Die Zahl dieser Mutationen ist zwar groß, doch treten sie nur selten auf, daher ist über ihr klinisches Erscheinungsbild sehr wenig bekannt. Im Jahr 1988 zeigten Cox und Levison, dass die Lungenerkrankung bei Patienten mit Nullhomozygotie (Null Mattawa: $QO_{mattawa}$) schwerer ausgeprägt ist als bei Patienten mit ZZ-Genotyp [10]. Die sehr kleine Fallzahl ihrer Studie (3 homozygote Schwestern) erlaubt keine Generalisierung der Befunde; jedoch scheinen die Ergebnisse dieser Untersuchung und einige wenige weitere Berichte auf ein höheres Risiko und eine schwerere Ausprägung des Emphysems bei Personen hinzudeuten, bei denen AAT im Serum ganz fehlt.

Es wurden viele Varianten mit Nullallelen und fehlender AAT-Produktion beschrieben. Sie werden mit den Buchstaben QO statt PI bezeichnet (Zusammenfassung siehe Tabelle 2 in [11]). Die Häufigkeit dieser seltenen Varianten kann nur ermittelt werden, indem die einzelnen Fälle in einer internationalen Datenbank zusammengeführt werden [12]. Die Deletion eines einzelnen Basenpaars führt zum Genotyp $QO_{granite\ falls}$, mit der Folge eines vorzeitigen Stoppcodons und einer instabilen mRNA. Die Deletion von 2 Basenpaaren im Exon IV ist charakteristisch für den Genotyp $QO_{hong\ kong}$, bei dem ebenfalls ein vorzeitiges Stoppcodon zu beobachten und das resultierende Protein infolgedessen verstümmelt ist. Dieses Protein wird im endoplasmatischen Retikulum der Leber retiniert, sodass es im Serum fehlt. Drei weitere Nullallele wurden beschrieben, bei denen infolge einer Substitution, einer Deletion bzw. einer Addition einer oder mehrerer Basen in den kodierenden Regionen ebenfalls Stoppcodons gebildet werden. Merkmal des Allels $QO_{isola\ di\ procida}$ ist eine umfangreichere Deletion, die 17 Basenpaare in den Exons II – IV betrifft; diese Deletion ist so gravierend, dass keine mRNA nachweisbar ist und kein Protein synthetisiert wird. Vor Kurzem wurde in 2 verschiedenen Familien eine neue Mutation in den kodierenden Regionen von SERPINA1 nachgewiesen [11]. Bei dieser neuen Mutation, die als $QO_{Bredevoort}$ bezeichnet wird, führt eine Nukleotidsubstitution zu einem vorzeitigen Stoppcodon in Exon II. In homozygoter Form wurde sie bei 2 Geschwistern, in heterozygoter Form bei 3 Mitgliedern einer anderen Familie nachgewiesen.

1.5 Vererbungsmuster der Alpha-1-Antitrypsin-Mangel-Allele

Wann sollte der Alpha-1-Antitrypsin-Genotyp bestimmt werden?

Bei Verdacht auf einen Alpha-1-Antitrypsin-Mangel beginnt die diagnostische Abklärung im Allgemeinen mit der Messung des Serumspiegels. Liegt dieser unter 0,9 g/l, wird ein 2. Test durchgeführt, um den Phänotyp des Proteins mittels isoelektrischer Fokussierung (IEF, siehe oben) oder den Genotyp zu bestimmen. Dieser Test kann ergeben, dass sich auf Chromosom 14q abnorme Allele befinden.

Angenommen, eine Frau mit dem Genotyp ZZ wünscht sich ein Kind und möchte wissen, mit welcher Wahrscheinlichkeit dieses von dem Mangel betroffen sein wird. Um ihre Frage zu beantworten, muss auch der Genotyp des Partners bestimmt werden, wie in Tab. 1.**1** dargestellt. Wenn die Mutter den Genotyp ZZ und der Vater den Genotyp MM hat, werden alle Kinder den Genotyp MZ aufweisen.

Etwa 2 bis 3% der Bevölkerung weisen den Genotyp MZ auf. Wenn ein Paar mit den Genotypen MZ und ZZ Kinder haben will, besteht, wie aus Tab. 1.**2** hervorgeht, jedes Mal ein Risiko von 50%, dass die Nachkommen den Genotyp ZZ aufweisen. Ebenfalls 50% beträgt die Wahrscheinlichkeit des Genotyps MZ.

Schließlich ist es auch möglich, dass beide Elternteile Träger eines Z-Allels sind, was ihnen gewöhnlich nicht bekannt ist. Bei den Kindern von 2 MZ-Trägern besteht, wie aus Tab. 1.**3** hervorgeht, jedes Mal eine Wahrscheinlichkeit von 25%, dass der Genotyp ZZ vererbt wird.

Tabelle 1.**1** Genotyp der Eltern ZZ und MM: Wahrscheinlichkeit eines AAT-Mangels beim Kind.

Frau / Mann	Z	Z
M	MZ	MZ
M	MZ	MZ

Tabelle 1.2 Genotyp der Eltern MZ und ZZ: Wahrscheinlichkeit eines AAT-Mangels beim Kind.

Mann / Frau	Z	Z
M	MZ	MZ
Z	ZZ	ZZ

Tabelle 1.3 Genotyp der Eltern MZ und MZ: Wahrscheinlichkeit eines AAT-Mangels beim Kind.

Mann / Frau	M	Z
M	MM	MZ
Z	MZ	ZZ

1.6 Alpha-1-Antitrypsin-Mangel: Eine „komplexe" monogene Störung (Genmodifikatoren)

Personen mit dem Genotyp PI*ZZ leiden häufig an einer COPD mit frühem Beginn. Im klassischen Fall wird bei PI*ZZ-Patienten mit COPD ein panazinäres Lungenemphysem mit basaler Betonung beschrieben. Veröffentlichungen über Patienten mit PiZZ-Phänotyp beziehen sich in der Regel auf Kollektive, die viele PI*ZZ-Patienten mit COPD einschließen; jedoch sind an solchen Studien großteils PI*ZZ-Patienten beteiligt, die auf einen Alpha-1-Antitrypsin-Mangel getestet wurden, weil sie bereits an einer COPD litten [13]. Wie hoch der Anteil der Personen mit PI*ZZ-Konstellation, die noch an einer COPD erkranken werden, an der Allgemeinbevölkerung ist und in welchem Alter sich bei ihnen die COPD erstmals manifestiert, ist daher weiterhin unbekannt.

Mehrere große Untersuchungen an Patienten mit Alpha-1-Antitrypsin-Mangel, die in den 1970er- und 1980er-Jahren durchgeführt wurden, belegen eindeutig, dass die Einschränkungen der Lungenfunktion bei Zigarettenrauchern mit PI*ZZ-Konstellation tendenziell in früherem Alter schwerer ausgeprägt sind als bei PI*ZZ-Nichtrauchern [13]. In einer Studie, die an der Washington University in St. Louis durchgeführt wurde, identifizierten Silverman und Kollegen beim Screening der Allgemeinbevölkerung 52 Personen mit PI*ZZ-Konstellation und beobachteten bei ihnen erneut eine signifikante Variabilität der Lungenfunktion [14]. Hauptziel dieser Studie war die Feststellung, ob die variable Entwicklung der Lungenerkrankung bei den PI*ZZ-Personen außer durch den PI-Typ auch durch andere genetische Faktoren beeinflusst wird. Daher wurden auch Verwandte ersten Grades der 52 Personen mit PI*ZZ-Genotyp rekrutiert. Trotz vergleichbarer Raucheranamnesen waren die FEV_1-Werte der Verwandten von PI*ZZ-Personen mit reduziertem FEV_1 tendenziell niedriger als bei den Verwandten von PI*ZZ-Personen mit normalem FEV_1 [15]. Der Unterschied im FEV_1-Wert (95 vs. 75,3% des Sollwerts) bei den Verwandten der Personen mit PI*ZZ-Genotyp war statistisch signifikant. Diese Beobachtungen, wie auch die Ergebnisse der Segregationsanalyse in der Studie von St. Louis sprechen dafür, dass zusätzliche genetische Faktoren die Entwicklung der Atemwegsobstruktion bei AATM beeinflussen. Darüber hinaus wiesen Silverman und Kollegen eine signifikante Genotyp-Environment-Interaktion zwischen dem PI-Typ und den Packungsjahren des Rauchens nach [16]. Zusammenfassend lässt sich also feststellen, dass klare Hinweise dafür vorliegen, dass genetische und Umweltfaktoren (außer Rauchen) bei der Entwicklung der COPD eine Rolle spielen.

In jüngerer Zeit haben Seersholm et al. anhand des dänischen Alpha-1-Antitrypsin-Registers die deutlich unterschiedlichen Mortalitätsraten bei Rauchern und Nichtrauchern mit PI*ZZ-Konstellation bestätigt: Patienten, die nie geraucht hatten, hatten ähnliche Mortalitätsraten wie die Allgemeinbevölkerung [17]. Bei den anhand des dänischen Alpha-1-Antitrypsin-Registers identifizierten Patienten stellten Seersholm et al. auch fest, dass trotz ähnlicher Altersstruktur und Raucheranamnesen die FEV_1-Werte bei den Nichtindexpatienten mit PI*ZZ-Konstellation (die nicht aufgrund ihrer COPD identifiziert worden waren) signifikant höher waren als bei den Indexpatienten mit PI*ZZ-Konstellation (die aufgrund ihrer COPD identifiziert worden waren) [18]. Infolgedessen ist der Spontanverlauf bei den PI*ZZ-Personen in der Allgemeinbevölkerung ungewiss.

Novoradovsky und Kollegen untersuchten in einer Studie, ob möglicherweise eine Variante des Gens, das für die endotheliale Stickoxidsynthetase (NOS3) kodiert, zu den genetischen Faktoren gehört, welche die unterschiedliche Entwicklung der Atemwegsobstruktion bei Personen mit PI*ZZ-Genotyp beeinflussen [19]. Sie fanden Polymorphismen im NOS3-Gen und testeten 55 Personen mit PI*ZZ-Genotyp und FEV_1-

Werten unter 35% des Sollwerts, 122 Personen mit PI*ZZ-Genotyp und FEV_1-Werten über 35% des Sollwerts und 93 Kontrollprobanden auf eine Assoziation dieser genetischen Varianten mit dem Auftreten einer Atemwegsobstruktion. Zwei Polymorphismen in der kodierenden Region, die wahrscheinlich nicht zu funktionell bedeutsamen Veränderungen im NOS3-Protein führen, waren bei den Personen mit PI*ZZ-Genotyp mit einer schweren Atemwegsobstruktion assoziiert. Zur Bestätigung dieses Befundes und zur Identifizierung einer funktionell wichtigen Variante sind weitere Arbeiten erforderlich.

Zusammenfassend lässt sich feststellen, dass zwar gewisse Unsicherheitsbereiche hinsichtlich des Spontanverlaufs der Lungenerkrankung bei Patienten mit Alpha-1-Antitrypsin-Mangel bestehen, dass die oben zitierte Arbeit jedoch eindeutig beweist, dass die Lungenerkrankung bei Alpha-1-Antitrypsin-Mangel ganz unterschiedlich ausgeprägt ist und dass es überzeugende Belege sowohl für genetische als auch für umweltbedingte Risikomodifikatoren der Lungenerkrankung gibt.

1.7 Genpenetranz, Gen-Environment-Interaktion und Korrelation zwischen Genotyp und Phänotyp

Der AATM ist ein gutes Beispiel für eine genetisch bedingte Erkrankung, bei der eine relevante Wechselwirkung zwischen Genotyp und Umweltfaktoren besteht. Definitionsgemäß handelt es sich dabei um einen nicht additiven Beitrag von Gen und Umwelt zum klinischen Phänotyp; zusammen heben die beiden Einflussfaktoren das Risiko stärker an, als bei einfacher Addition zu erwarten wäre. So ist beispielsweise bei rauchenden AATM-Patienten mit PiZ-Genotyp das Risiko für Lungenfunktionsstörungen und für eine rasche Verschlechterung der Lungenfunktion weit höher als bei nicht rauchenden, weil durch den Zigarettenrauch eine Einwanderung von Neutrophilen und eine Freisetzung von neutrophiler Elastase in die Atemwege induziert wird (Review in [4]). Eine ähnliche Wechselwirkung, die den Krankheitsverlauf beeinflusst, besteht bei der pulmonal arteriellen Hypertonie zwischen Fenfluramin-Exposition und Genotyp [20]. Weitere Atemwegserkrankungen, bei denen multiple genetische Einflüsse auf den Phänotyp angenommen werden, sind Asthma und Sarkoidose. Bei additiven oder synergistischen Wirkungen der Gene spricht man von epistatischen Interaktionen. Im Kontext des AATM spricht einiges dafür, dass noch unbekannte Gene zum klinischen Bild beitragen, da bei PiZ- und PiMZ-Patienten abnorme spirometrische Befunde und bei PiMZ-Patienten Verschlechterungen der Lungenfunktion familiär gehäuft vorkommen [21]. Dahl berichtete, dass bei heterozygoten Personen mit MZ-Genotyp die FEV_1-Werte etwas rascher abnahmen und dass diese Patienten unter den Personen mit Atemwegsobstruktion und COPD überrepräsentiert waren. Im Großen und Ganzen dürfte in der Bevölkerung eine MZ-Heterozygotie für einen gewissen Anteil der COPD-Fälle verantwortlich sein – in der Größenordnung von 2%, was ungefähr dem Anteil der Personen mit COPD entspricht, die den seltenen Genotyp ZZ mit schwerer Ausprägung des Krankheitsbilds aufweisen [21].

In epidemiologischen genetischen Studien zur gewöhnlichen COPD wurden viele Kandidatengene gefunden, die möglicherweise bei Patienten, die auch an AATM leiden, zu der Erkrankung beitragen [22]. Wie bereits im vorigen Absatz erwähnt, wurden nur einige wenige Fallkontrollstudien veröffentlicht, in denen bei AATM-Patienten nach solchen Effekten gefahndet wurde. Die vorhandenen Studien implizieren aber einen Polymorphismus in dem Gen, das für die endotheliale Stickoxidsynthetase (NOS3) kodiert [18]. Als weiteres Beispiel wurde über einen SNP in dem Gen berichtet, das für die Glutathion-S-Transferase P1 (GSTP1) kodiert [23]. Der SNP des GSTP1-Gens besteht in einer Veränderung A/G im Nukleotid + 313, die zum Austausch einer einzigen Aminosäure (Ile105Val) führt; diese Veränderung verstärkt nachweislich den Stoffwechsel karzinogener aromatischer Epoxide. Studien zur Korrelation zwischen dieser Variante und Lungenerkrankungen führten ebenfalls zu unterschiedlichen Ergebnissen. Zu erwarten wäre, dass die 105-Ile-Variante mit stärkeren Lungenschädigungen assoziiert ist, da ihre antioxidative Aktivität geringer ist, doch konnte dies bei AATM nicht festgestellt werden. Zurzeit werden weitere Familien- und Fallkontrollstudien durchgeführt, von denen erste Erkenntnisse über die Ursachen der phänotypischen Heterogenität bei AATM erwartet werden.

1.8 Genetische Epidemiologie des Alpha-1-Antitrypsin-Mangels

Methoden

Obwohl die Störung erst vor relativ kurzer Zeit erkannt wurde, ist die Zahl der Kohorten, bei denen die Prävalenz der 3 wichtigsten AAT-Varianten (PI*M, PI*S und PI*Z) untersucht wurde, riesig. So dienten die Daten von ca. 400 Kohorten zur Erstellung einer „Weltkarte des AATM". Jedoch muss darauf hingewiesen werden, dass derartige Erhebungen auf dem Gebiet der genetischen Epidemiologie sich in mehrfacher Hinsicht deutlich voneinander unterscheiden und dass diese Variabilität die kontinent- oder weltweiten Schätzwerte zur Prävalenz der Erkrankung und zur Zahl der Genträger stark beeinflussen dürfte. Unterschiede bestehen z. B. hinsichtlich der Art der untersuchten Probanden (diese reichen von Blutspendern über Neugeborene bis hin zu schwangeren Frauen und verschiedenen Gruppen von „Arbeitern" etc.), der Stichprobengröße (von wenigen Dutzend bis zu mehreren Tausend) und der verwendeten Methoden (von der gekreuzten Immunelektrophorese bis zu molekularbiologischen Verfahren, wobei für die Mehrzahl der Erhebungen die IEF verwendet wurde) [24].

Übersicht über die vorliegenden Daten für verschiedene geografische Regionen

Europa

Die höchste Prävalenz der PI*Z-Variante wurde aus den nordwesteuropäischen Ländern berichtet, mit einem Gipfel im südlichen Skandinavien, in Dänemark, in den Niederlanden, dem Vereinigten Königreich, Lettland und Nordfrankreich (Genhäufigkeit > 0,0200) [25]. Reihenuntersuchungen von Neugeborenen, die in Schweden über einen Zeitraum von 2 Jahren durchgeführt und deren Ergebnisse 1976 veröffentlicht wurden, trugen sehr viel zu unserem Wissen über die AATM-Epidemiologie bei [26]. Dabei wurde eine Häufigkeit des PI*Z-Gens von 0,026 ermittelt. In neuerer Zeit ergab eine Erhebung in Kopenhagen eine PI*Z-Häufigkeit von 0,049 [21]. Die Prävalenz der PI*Z-Variante in Europa nimmt von Nordwesten nach Südosten allmählich ab: Ein solcher Gradient ist beispielsweise in Italien zu beobachten, wo die PI*Z-Prävalenz von Norden nach Süden abnimmt und parallel dazu die seltenen Mangelvarianten ohne Z-Allel zunehmen [27]. Die Verteilung der PI*S-Variante unterscheidet sich deutlich von der der PI*Z-Variante, wobei die höchste Häufigkeit aus dem südlichen Europa gemeldet wird, mit einem Gipfel auf der iberischen Halbinsel (Genhäufigkeit > 0,1400) [28]. Die Verteilung der PI*S-Variante nimmt von Südwesten nach Nordosten allmählich ab. Interessanterweise zeigen manche Populationen wie z. B. die Lappen, die Basken oder die Sarden deutliche Unterschiede hinsichtlich der Häufigkeit der PI*Z- und der PI*S-Varianten im Vergleich zu der Bevölkerung der benachbarten Regionen; dies ist als Ausdruck einer starken genetischen Isolierung zu interpretieren [24].

Nordamerika, Australien und Neuseeland

Die Genhäufigkeiten der PI*Z- und der PI*S-Variante sind in diesen Regionen sehr ähnlich (0,012 bzw. 0,035). In einer bevölkerungsbasierten Erhebung in der Region St. Louis wurde eine PI*Z-Prävalenz von 1/2800 Personen ermittelt [29]. Die Verbreitung des AATM in Regionen mit Einwohnern europäischer Abstammung stützt ebenfalls die Hypothese, dass der Ursprung des AATM in Europa zu suchen ist (siehe unten).

Asien

Im Fernen Osten ist die Genhäufigkeit der PI*Z-Variante extrem niedrig (0,00002 in Japan, 0 in China und 0,0061 in Südkorea). Da das Ausgangsallel für die PI*Z-Variante gewöhnlich PI*M1 (Ala^{213}) ist, könnte das praktische Fehlen einer solchen Variante für die Seltenheit von PI*Z bei den Japanern verantwortlich sein [6], wo, wie bereits weiter oben hervorgehoben wurde, am häufigsten die AATM-Variante PI*S_{iiyama} zu beobachten ist [30].

Schätzungen der Gesamtzahl von Personen mit Alpha-1-Antitrypsin-Mangel

Einen Schritt über die Berechnung der Genhäufigkeiten hinaus geht die Analyse dieser Daten mithilfe der Hardy-Weinberg-Gleichgewichtsformel. Sie erlaubt eine Schätzung der Gesamtzahl der Genträger (PI*MZ, PI*MS) und der von AATM betroffenen Personen (PI*SS, PI*SZ und PI*ZZ). Dieser Ansatz wurde von de Serres und Mitarbeitern in einer Reihe von Arbeiten auf verschiedene geografische Regionen angewendet.

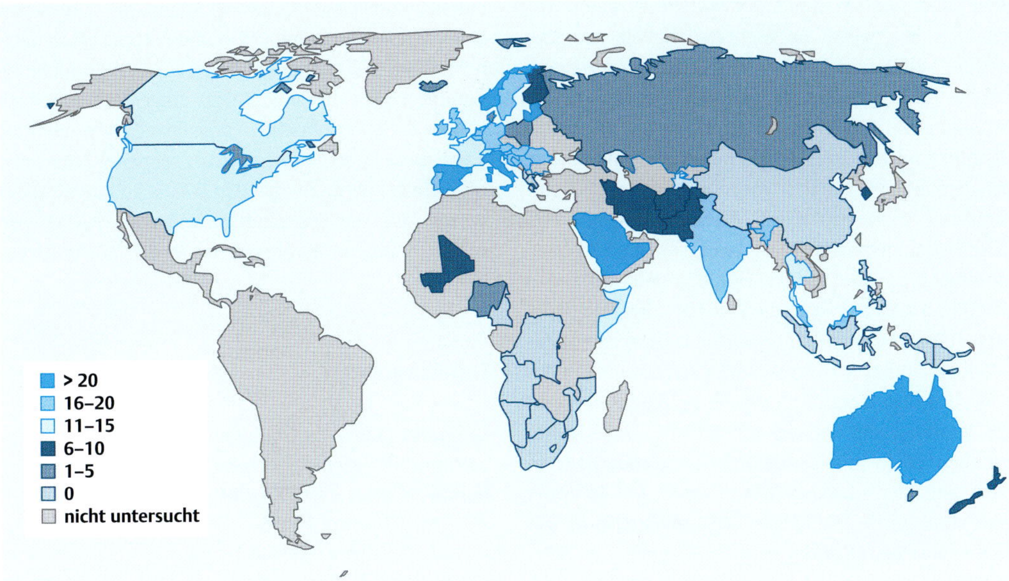

Abb. 1.**4** Weltweite Schätzwerte der Prävalenz des PI*Z-Gens. Modifiziert nach de Serres et al. [35].

Die Autoren berechneten beispielsweise, dass es in den subsaharischen Ländern Afrikas schätzungsweise 4093 Personen mit dem Genotyp PI*ZZ und 1382352 Personen mit dem Genotyp PI*MZ gibt [32]. In 20 asiatischen Ländern betragen die Schätzwerte 7264 PI*Z- und 6672497 PI*MZ-Personen [33]. Es überrascht nicht, dass die höchsten Schätzwerte für den AATM in Europa konzentriert sind: Aufgrund der Daten von insgesamt 75000 Personen, die zu 68 Kohorten aus 21 europäischen Ländern gehörten, ermittelten Blanco und Mitarbeiter [34] folgende Schätzwerte: 16323226 Personen mit PI*MZ- und 124594 Personen mit PI*ZZ-Konstellation. Natürlich muss hier noch einmal unterstrichen werden, dass ein solcher Ansatz eine Reihe potenzieller Fehlerquellen beinhaltet und dass die ausgewählten Stichproben in manchen Fällen kaum repräsentativ für die umgebende Allgemeinbevölkerung sind. Jedoch ist auch bei Beachtung aller Vorsicht die Einschätzung zu bestätigen, dass der AATM zu den häufigsten schweren erblichen Störungen in der Welt gehört [32]. Abb. 1.**4** gibt einen Überblick über die weltweite Prävalenz des PI*Z-Gens [35].

Alpha-1-Antitrypsin-Mangel-Varianten: Geschätztes Alter und Ausbreitung

Die Analyse der Allelenvarianten innerhalb des SERPIN-Genclusters bei definierten Populationen liefert interessante Informationen über Ort und Zeit der Entstehung der AATM-Varianten. Es konnte nachgewiesen werden, dass 97% der aus Nordeuropa stammenden weißen PI*Z-Familien einen identischen, 60 kb großen Haplotyp aufweisen, der das SERPIN-Gencluster einschließt; dies stützt die Theorie eines einzigen gemeinsamen Ursprungs der PI*Z-Mutation [36]. Ausgehend von einer zufälligen Rekombination in einer bestimmten Region stellten dieselben Autoren die Hypothese auf, dass die PI*Z-Mutation vor 66 Generationen entstanden sei, d.h. vor ca. 2000 Jahren (bei Annahme einer mittleren Generationenspanne von 33 Jahren). Schätzungen anderer Autoren zufolge soll die PI*Z-Mutation dagegen schon vor 7000–4000 Jahren entstanden sein [24]. Je höher die Genfrequenz in einer bestimmten Region, desto sicherer wird angenommen, dass das Gen hier zum ersten Mal aufgetreten ist. Gemäß dieser These wird allgemein angenommen, dass das PI*Z-Gen im südlichen Skandinavien entstanden ist und sich von dort in andere europäische Länder und in Länder der Mittelmeerregion ausgebreitet hat, wobei es wichtigen Bevölkerungsbewegungen in Europa wie z. B. den Reisen der Wikinger gefolgt ist. Umgekehrt zeigt die hohe Prävalenz der PI*S-Mutation auf der iberischen Halbinsel, dass diese Varianten höchstwahrscheinlich hier entstanden sind, genauer in der portugiesischen Bevölkerung [37]. Interessanterweise sprechen Untersuchungen zum SERPIN-Haplotyp in Portugal dafür, dass die PI*S-Variante schon vor rund 10000–15000 Jahren entstanden und damit viel älter ist als die PI*Z-Variante. Noch interessanter ist Folgendes: Der Verbreitungsgradient des PI*S-Gens in Europa von Westen nach Osten lässt darauf schließen, dass die Ausbreitung dieser Variante, die während der letzten Eiszeit im franko-kantabrischen Raum entstanden ist, den Wanderungsbewegungen der späteiszeitlichen Jäger und Sammler gefolgt ist, die vor 15000 Jahren Mittel- und Nordeuropa neu besiedelten [38].

Spannend ist auch die Frage, warum die AATM-Varianten, die mit schweren Lungen- und Lebererkrankungen assoziiert sind, sich während der Evolution gehalten haben und nicht eliminiert wurden, wie es für ungünstige Genmutationen zu erwarten wäre. Einer früheren Hypothese zufolge haben dabei noch unbekannte, heute irrelevante positive Wirkungen auf die Fertilität oder die Widerstandsfähigkeit gegen Infektionskrankheiten eine Rolle gespielt. In neuerer Zeit vertrat Lomas die Hypothese, dass die Polymerisierung der PI*Z-Moleküle als Auslöser proinflammatorischer Mechanismen vor der Entdeckung der Antibiotika einen Schutz vor Infektionskrankheiten geboten haben könnte [39].

Epidemiologie des Alpha-1-Antitrypsin-Mangels bei COPD-Patienten

Trotz vorhandener Kritik an den oben genannten Schätzwerten der AATM-Häufigkeit ist doch nicht zu übersehen, dass selbst bei Annahme eines großen Fehlers eine deutliche Diskrepanz zwischen der zu erwartenden und der tatsächlich diagnostizierten Zahl von AATM-Patienten besteht. Hierfür wurde eine Reihe möglicher Erklärungen angeboten, darunter die Theorie einer geringen Genpenetranz; wahrscheinlich besteht jedoch eine Ursache auch darin, dass die Ähnlichkeit des Krankheitsbilds mit dem der COPD dazu beiträgt, dass Patienten mit AATM häufig fehldiagnostiziert werden. Um diesen Punkt zu klären, wurde in einem aktuellen ATS/ERS-Dokument [4] vorgeschlagen, allen Personen mit COPD und Asthma einen diagnostischen AATM-Test anzubieten. Diese Empfehlung wurde jedoch bislang kaum umgesetzt. Dennoch könnte die oben genannte Frage beantwortet werden, wenn diese Strategie, die auch als „gezielter Nachweis" bezeichnet wird, in großem Maßstab angewendet würde [40]. Der gezielte Nachweis eines AATM wird in einem anderen Kapitel dieses Buches ausführlicher behandelt.

Danksagungen

Die Autoren danken Dr. Ilaria Campo, Dr. Ilaria Ferrarotti und Dr. Michele Zorzetto für ihre Unterstützung beim Verfassen dieses Kapitels.

Literatur

1 Laurell CB, Eriksson S. The electrophoretic alpha$_1$-globulin pattern of serum in alpha$_1$-antitrypsin deficiency. Scand J Clin Lab Invest 1963; 15: 132–140.
2 Carrell RW, Lomas DA. Alpha1-antitrypsin deficiency. N Engl J Med 2002; 346: 655–709.
3 Brantly M. Alpha$_1$-antitrypsin genotypes and phenotypes. In: Crystal RG, ed. Alpha$_1$-antitrypsin deficiency. New York: Marcel Dekker; 1996: 45–59.
4 ATS/ERS statement. Standards for diagnosis and management of individuals with alpha$_1$-antitrypsin deficiency. Am J Respir Crit Care Med 2003; 168: 818–900.
5 Zorzetto M, Russi E, Senn O et al. SERPINA1 gene variants in individuals from the general population with reduced α1-antitrypsin concentrations. Clin Chem 2008; 54: 1331–1338.
6 Nukiwa T, Ogushi F, Crystal RG. Alpha$_1$-antitrypsin gene evolution. In: Crystal RG, ed. Alpha$_1$-antitrypsin deficiency. New York: Marcel Dekker; 1996: 33–43.
7 Jeppson JO. Amino acid substitution Glu leads to Lys alpha-1 antitrypsin PiZ. FEBS Lett 1976; 65: 195–197.
8 Carrell RW, Lomas DA. Alpha-1-antitrypsin deficiency – A model for conformational diseases. N Engl J Med 2002; 346: 45–53.
9 Long GL, Chandra T, Woo SL, Davie EW, Kurachi K. Complete sequence of the cDNA for human alpha-1-antitrypsin and the gene for the S variant. Biochemistry 1984, 23: 4828–4837.
10 Cox DW, Levison H. Emphysema of early onset associated with a complete deficiency of alpha-1 antitrypsin (null homozygotes). Am Rev Respir Dis 1988; 137: 371–375.
11 Fregonese L, Stolk J, Frants RR, Veldhuisen B. Alpha-1 antitrypsin Null mutations and severity of emphysema. Respir Med 2008; 102: 876–884.
12 Stockley RA, Luisetti M, Miravitlles M, Piitulainen E, Fernandez P and on behalf of the Alpha-1 antitrypsin deficiency International Registry (AIR) Group. Ongoing research in Europe: Alpha One Inernational Registry (AIR)

objectives and development. Eur Respir J 2007; 29: 582–586.

13 Larsson C. Natural history and life expectancy in severe alpha 1-antitrypsin deficiency, Pi Z Acta Med Scand 1978; 204: 345–351.

14 Silverman EK, Pierce JA et al. Variability of pulmonary function in alpha 1- antitrypsin deficiency: Clinical correlates. Ann Intern Med 1989; 111: 982–991.

15 Silverman EK, Province MA et al. A family study of the variability of pulmonary function in alpha 1-antitrypsin deficiency: Quantitative phenotypes. Am Rev Respir Dis 1990; 142: 1015–1021.

16 Silverman EK, Province MA et al. Family study of alpha 1-antitrypsin deficiency: Effects of cigarette smoking, measured genotype, and their interaction on pulmonary function and biochemical traits. Genetic Epidemiology 1992; 9: 317–331.

17 Seersholm N, Kok-Jensen A, Dirksen A. Survival of patients with severe alpha 1-antitrypsin deficiency with special reference to non-index cases. Thorax 1994; 49: 695–698 [published errata appear in Thorax 1994; 49: 1184; 1998; 53: 78].

18 Seersholm N, Kok-Jensen A, Dirksen A. Decline in FEV1 among patients with severe hereditary alpha 1-antitrypsin deficiency type PiZ. Am J Respir Crit Care Med 1995; 152: 1922–1925.

19 Novoradovsky A et al. Endothelial nitric oxide synthase as a potential susceptibility gene in the pathogenesis of emphysema in alpha1-antitrypsin deficiency. Am J Respir Cell Mol Biol 1999; 20: 441–447.

20 Sztrymf B, Yaicci A, Girerd B, Humbert M. Genes and pulmonary arterial hypertension. Respiration 2007; 74: 123–132.

21 Dahl M, Tybjaerg-Hansen A, Lange P, Vestbo J, Nordestgaard BG. Change in lung function and morbidity from chronic obstructive pulmonary disease in alpha1-antitrypsin MZ heterozygotes: A longitudinal study of the general population. Ann Intern Med 2002; 136: 270–279.

22 DeMeo DL, Silverman EK. Genetics of chronic obstructive pulmonary disease. Semin Respir Crit Care Med 2003; 24: 151–160.

23 Rodriguez F, de la Roza C, Jardi R, Schaper M, Vidal R, Miravitlles M. Glutathione S-transferase P1 and lung function in patients with 1-antitrypsin deficiency and COPD. Chest 2005; 127: 1537–1543.

24 Luisetti M, Seershol N. α1-Antitrypsin deficiency. 1: Epidemiology of α1-antitrypsin deficiency. Thorax 2004; 59: 164–169.

25 Hutchison DCS. α1-Antitrypsin deficiency in Europe: geographical distribution of Pi type S and Z. Respir Med 1998; 92: 367–377.

26 Sveger T. Liver disease in alpha$_1$-antritrypsin deficiency detected by screening of 200,000 infants. N Engl J Med 1976; 294: 1316–1321.

27 Ferrarotti I, Baccheschi J, Zorzetto M et al. Prevalence and phenotype of subjects carrying rare variants in the Italian registry for alpha1-antitrypsin deficiency. J Med Genet 2005; 42: 282–287.

28 Martin JP, Sesboue R, Charlionet R et al. Genetic variants of serum alpha 1-antitrypsin (Pi types) in Portuguese. Hum Hered 1976; 26: 310–314.

29 Silverman EK, Miletich JP, Pierce JA et al. Alpha1-antitrypsin deficiency. High prevalence in the St Louis area determined by direct population screening. Am Rev Respir Dis 1989; 140: 961–966.

30 Seymana K, Nukiwa T, Takabe K et al. Siiyama (serine 53 (TCC) to phenylalanine (TTC)) a new α1-antitrypsin deficient variant with mutation of a predicted conserved residue of the serprin backbone. J Biol Chem 1991; 266: 12627–12632.

31 de Serres FJ, Blanco I, Fernandez-Bustillo E. Health implications of α1-antitrypsin deficiency: Sub-Sahara African countries and their emigrants in Europe and the New World. Genet Med 2005; 7: 175–184.

32 de Serres FJ, Blanco I, Fernandez-Bustillo E. Estimated numbers and prevalence of PI*S and PI*Z: deficiency alleles of α1-antitrypsin deficiency in Asia. Eur Respir J 2006; 28: 1091–1099.

33 Blanco I, de Serres FJ, Fernandez-Bustillo E, Lara B, Miravitlles M. Estimated numbers and prevalence of PI*S and PI*Z deficiency alleles of α1-antitrypsin deficiency in European countries. Eur Respir J 2006; 27: 77–84.

34 de Serres FJ. Worldwide racial and ethnic distribution of α1-antitrypsin deficiency. Summary of an analysis of published genetic epidemiology surveys. Chest 2002; 122: 1818–1829.

35 de Serres FJ, Blanco I, Fernandez-Bustillo E. PIS and PIZ Alpha1-antitrypsin deficiency worldwide. A review of existing genetic epidemiology data. Monaldi Arch Chest Dis 2007; 67: 184–208.

36 Byth BC, Billingsley GD, Cox DW. Physical and mapping of the serpin gene cluster at 14q32.1: allelic association and a unique haplotype associated with α1-antitrypsin deficiency. Am J Hum Genet 1994; 55: 126–133.

37 Seixas S, Garcia O, Trovoada MJ et al. Patterns of haplotype diversity with the serpin gene cluster at 14q32.1: insights into the natural history of the α1-antitrypsin deficiency. Hum Genet 2001; 108: 20–30.

38 Achilli A, Rengo C, Magro C et al. The molecular dissection of mtDNA haplogroup H confirms that the Franco-Cantabrian glacial refuge was the major source for the European gene pool. Am J Hum Genet 2004; 75: 910–918.

39 Lomas DA. The selective advantage of α1-antitrypsin deficiency. Am J Respir Crit Care Med 2006; 173: 1072–1077.

40 de la Roza C, Rodriguez-Frias F, Lara B, Vidal R, Jardi R, Miravitlles M. Results of a case-detection programme for α1-antitrypsin deficiency in COPD patients. Eur Respir J 2005; 26: 616–622.

2 Pathophysiologie

2.1 Pathophysiologie der Leberschädigung

Jeffrey H. Teckman
Department of Pediatrics, St. Louis University,
Cardinal Glennon Children's Medical Center,
1465 South Grand Blvd., St. Louis, MO, USA

Die Pathophysiologie der Leberschädigung bei Patienten mit AAT-Mangel ist komplex und noch nicht vollständig geklärt. Das breite Spektrum klinischer Lebererkrankungen bei homozygoten Personen mit zwei Z-Allelen spricht dafür, dass umweltbedingte und genetische Krankheitsmodifikatoren von erheblicher Bedeutung sind. Auch wenn noch nicht alle Aspekte der Schädigungskaskade in der Leber beschrieben wurden, besteht kein Zweifel daran, dass die Leberschädigung eine Folge der Akkumulation von mutantem, abnormen Z-Protein in den Leberzellen ist [1]. Für die These, dass ein Mangel an zirkulierender Antiprotease-Aktivität eine Rolle spielt, gibt es keinen Beweis. Die Lebererkrankung tritt im Allgemeinen nur bei homozygoten Personen mit ZZ- oder gemischt-heterozygoten Personen mit SZ-Genotyp auf. Eine Ausnahme bilden möglicherweise einige wenige, seltene mutierte Allele (z. B. M_{Duarte} oder M_{Malton}), die bei einer gemischt-heterozygoten Person mit Z-Mutation mit einer intrahepatischen Proteinakkumulation assoziiert sind [2, 3]. Erkrankungsformen mit AAT-Mangel im Serum infolge von Nullkonstellationen oder anderen ungewöhnlichen Allelen ohne Synthese eines Proteins, welches sich innerhalb der Leber anreichern könnte, sind nicht mit einer Lebererkrankung assoziiert [2].

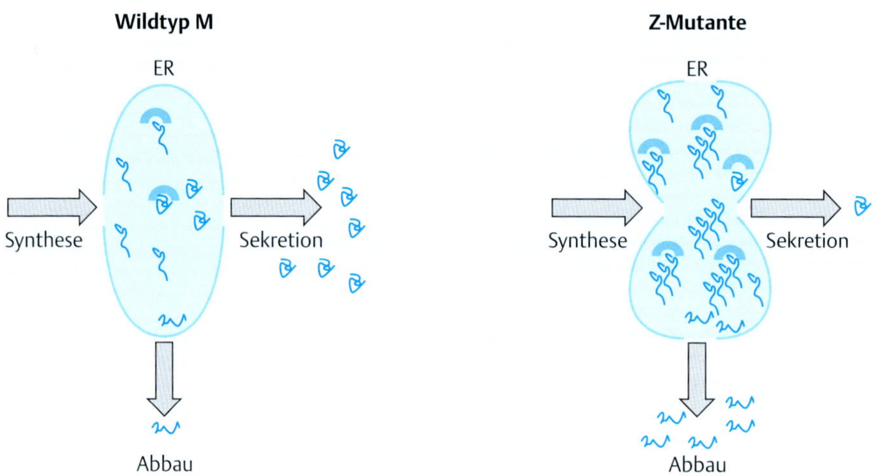

Abb. 2.**1** Modell der Prozessierung des AAT-Proteins im ER der Hepatozyten. Während der Biosynthese des normalen Wildtyp-AAT (M) gelangt die entstehende Polypeptidkette in das Lumen des ER (dargestellt als lange Wellenlinien) und bindet an Chaperon-Proteine (dunkle Halbkreise), die ihm bei der Faltung in seine endgültige, sezernierbare Konformation helfen (kompakter Knoten). Einige wenige Moleküle falten sich nicht einwandfrei und werden auf proteolytische Abbauwege umgeleitet. Während der Biosynthese von mutantem AAT-Z-Protein falten sich jedoch die meisten entstehenden Polypeptid-Moleküle im ER-Lumen fehlerhaft, und nur sehr wenige erreichen einen sezernierbaren Zustand. Einige Moleküle bilden Polymere, einige werden auf Abbauwege gelenkt. Die Akkumulation von mutanten AAT-Z-Molekülen im ER deformiert die ER-Architektur und löst Zellschädigungen aus.

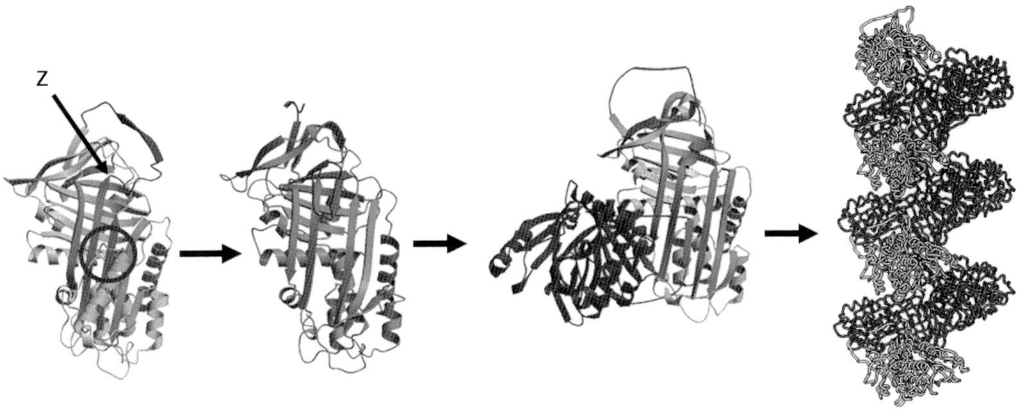

Abb. 2.2 Banddiagramm einer Schleifen-Faltblatt-Polymerisierung des mutanten AAT-Z-Proteins. Links ist das Banddiagramm des AAT-Proteinmoleküls mit dem Ort des Aminosäurenaustauschs bei der Z-Variante (Pfeil) dargestellt. Ein Teil des β-Faltblatts ist durch eine Helix des Moleküls überlagert. In der 2. Abbildung von links kann das mutante Z-Molekül eine Konformation annehmen, bei der sich ein Spalt in dem β-Faltblatt öffnet. Die reaktive Schleife eines anderen mutanten Z-Proteinmoleküls fügt sich in diesen Spalt ein. Auf diese Weise entstehen Dimere und schließlich Polymere. (Mit freundlicher Genehmigung von Dr. David Lomas.)

Der entscheidende Schritt in der Pathophysiologie der AATM-bedingten Lebererkrankung ist die Retention neu synthetisierter mutanter Z-Proteinmoleküle im endoplasmatischen Retikulum (ER) der Hepatozyten (Abb. 2.1) [4–7]. Während der Biosynthese wird das für das mutante AAT kodierende Z-Gen ausreichend transkribiert, und die entstehende mutante Z-Polypeptidkette wird in den Ribosomen synthetisiert und in das ER-Lumen transloziert. Das mutante Z-Proteinmolekül faltet sich im ER jedoch nur langsam und unvollkommen in seine endgültige sezernierbare Konformation [8, 9]. Die mutanten Z-Moleküle können verschiedene abnorme Konformationen annehmen, darunter ein besonderer Zustand, in welchem sich zahlreiche Moleküle zu großen Polymeren zusammenlagern (Genaueres später) [4, 9, 10]. Ein Proteinsystem im ER, das als „Qualitätskontrollmaschinerie" bezeichnet wird, erkennt diese mutanten Z-Moleküle als abnorm, versperrt ihnen den normalen Weg der Sekretion und dirigiert sie stattdessen zu einer Reihe proteolytischer Systeme [5, 6, 11, 12–14]. Im Ergebnis dieses Prozesses werden ca. 85 % der mutanten AAT-Z-Proteinmoleküle nicht ins Serum sezerniert, sondern in der Leberzelle retiniert.

Seit der Erstbeschreibung des AATM war die Entdeckung der polymerisierten Konformation des mutanten AAT-Z-Proteins vielleicht die großartigste Einzelerkenntnis im Zusammenhang mit dieser Erkrankung (Abb. 2.2) [9, 15]. Das AAT-Molekül ist ein Glykoprotein mit komplexer Tertiärstruktur, die ein β-Faltblatt und ein vorspringendes aktives Zentrum beinhaltet. Bei der Ausübung ihrer normalen physiologischen Funktion in der extrazellulären Flüssigkeit bindet das aktive Zentrum irreversibel an sein Zielsubstrat, die Neutrophilen-Proteasen. Dies führt zu einer Spaltung im distalen Arm des aktiven Zentrums und zu einer Änderung der Proteinkonformation. Die Z-Mutation führt zum Austausch einer einzelnen Aminosäure, die an der Basis des aktiven Zentrums lokalisiert ist und normalerweise die molekulare Beweglichkeit dieses Proteinteils beeinflusst. Die veränderte Beweglichkeit erlaubt vermutlich dem aktiven Zentrum eines anderen Moleküls, sich in einen Spalt im β-Faltblatt eines benachbarten Z-Moleküls einzufügen. Dadurch entsteht eine Konformationsänderung und die Moleküle werden fest (nicht kovalent) aneinander gebunden. Diese endgültige Konformation ist ähnlich derjenigen, die bei der irreversiblen Bindung von AAT an das Substrat entsteht. Aber in diesem Fall findet die Bindung in Abwesenheit von Substrat im Lumen des ER statt. Der ganze Vorgang wird als „loop-sheet"-Polymerisierungsmechanismus bezeichnet [16]. Lange Ketten von mutantem AAT-Z-Protein aggregieren. Diese Aggregate werden häufig als Polymere bezeichnet; man glaubt, dass sie auf diese Weise gebildet werden, und physikochemische Studien sprechen dafür, dass diese Konformation in biologischen Systemen extrem stabil und langlebig ist. Mutagenitätsstudien zeigen, dass die meisten, aber nicht alle Mutationen, die die polymerisierte Konformation aufweisen, auch die intrazelluläre Retention beeinflussen [17, 18]. Ausführliche Analysen der mutanten Z-Polymerstruktur stützen sich zwar auf *In-vitro*-Untersuchungen, doch haben mehrere Autoren aus den Lungen und Lebern von ZZ-Personen Moleküle isoliert, die sich in dieser Polymerkonformation befanden [9, 19, 20]. Jedoch gibt es, neuen *In-vitro*-Studien zufolge, wahrscheinlich andere, polymerähnliche Konformationen des AAT-Moleküls, darunter eine mit einer anderen Art von Einzelstrang und Beta-Hairpin-Linkage [8, 21–23]. Die Identifizierung verschiedener Konformationen aus *In-vivo*-Quellen läuft noch. Zusätzliche Forschungsarbeiten werden erforderlich sein, um vollständig zu klären, welche Rolle diese anderen, neu erkannten Konformationen *in vivo* spielen und welche Bedeutung sie möglicherweise für die Pathophysiologie der Erkrankung haben.

Die Mechanismen, die an der intrazellulären Retention des mutanten Z-Proteins beteiligt sind, werden noch untersucht. Das Protein-Qualitätskontrollsystem des ER ist gut entwickelt und ausführlich beschrieben [24]. Residente Chaperon-Proteine im ER binden in organisierter, sequenzieller Weise an die entstehenden Polypeptide und helfen ihnen bei der Faltung in die richtige Konformation. Bei Störungen dieses Prozesses signalisiert die veränderte Chaperon-Bindung, dass das Molekül retiniert und nicht sezerniert werden soll; das Molekül wird dann zu einem System proteolytischer Enzyme umgeleitet, von dem es wieder in die Aminosäuren zerlegt wird, aus denen es besteht. Es gibt viele Beispiele für mutante Proteine, die intrazellulär retiniert werden, aber nicht polymerisieren, darunter auch Mutanten von AAT [18]. Die Polymerisierung ist also keine generelle Voraussetzung für die intrazelluläre Retention. Jedoch ist bekannt, dass die besondere polymerisierte Konformation der Z-Mutante des AAT zur Produktion großer, unlöslicher Aggregate im ER-Lumen führt [9, 13, 19]. Studien an Modellsystemen sprechen dafür, dass diese Akkumulationen polymerisierter mutanter Z-Proteine aus thermodynamischer Sicht außerordentlich stabil sind und im Lebergewebe lange überleben [25, 26]. Weitere Studien sind erforderlich, um die genaue Abfolge der intrazellulären Qualitätskontroll- und Polymerisierungsprozesse und ihre relative Bedeutung bei der intrazellulären Akkumulation von mutanten Z-Proteinen zu klären.

Für den Proteinabbau wurden mehrere intrazelluläre Reaktionswege identifiziert, die auch an der Proteolyse des im ER der Leberzellen retinierten mutanten AAT-Z-Proteins beteiligt sind. Dazu gehören Ubiquitin-abhängige und Ubiquitin-unabhängige Abbauprozesse in den Proteasomen, Autophagie und möglicherweise noch weitere Mechanismen [12, 14, 27, 28]. Diese Reaktionswege werden manchmal als „ER-assoziierte Degradation" (ERAD) bezeichnet und gelten als entscheidende Mechanismen, durch die sich die Leberzellen selbst vor der Akkumulation abnorm gefalteter Proteine schützen. Durch sie wird die große Mehrzahl der im ER retinierten mutanten AAT-Z-Proteinmoleküle erfolgreich prozessiert. Wäre dies nicht der Fall, würde die Leber sehr rasch ihre Funktion einbüßen, da sie Tag für Tag 2 bis 3 Gramm AAT-Protein synthetisiert. Zwar werden viele Schritte des Abbauprozesses und deren spezifische Abfolge noch untersucht, doch haben frühere Arbeiten gezeigt, dass wahrscheinlich zwei im ER-Lumen vorhandene Substanzen – Calnexin und ER-Manosidase I (ERmanI) – entscheidende Kontrollfunktionen ausüben. Calnexin ist ein transmembranöses ER-Chaperon, das an das mutante Z-AAT bindet, dieses durch Koppelung an Ubiquitin als Abbauobjekt markiert und dann in Form des trimolekularen Komplexes (mutantes Z-AAT – Calnexin – Ubiquitin) von einem Proteasom abgebaut wird [6]. Studien zu humanen Fibroblasten-Zelllinien von homozygoten Patienten vom ZZ-Typ zeigen, dass die ER-assoziierte Degradation des mutanten AAT-Z-Proteins bei Patienten mit hoher Anfälligkeit für Lebererkrankungen weniger effizient erfolgt als bei ZZ-Patienten ohne Lebererkrankung [5, 29]. Die verminderte Abbaueffizienz bei Patienten mit Lebererkrankung führt vermutlich zu einer größeren Steady-State-Belastung der Leberzellen durch mutantes Z-Protein und zu einer verstärkten Schädigung der Leber. Ebenso sprechen Untersuchungen zu dem Enzym ERmanI dafür, dass auch dieses eine entscheidende Rolle bei der Umlenkung der mutanten AAT-Z-Moleküle in Richtung Proteasom zwecks Abbaus spielen könnte. Diese Ergebnisse lassen es möglich erscheinen, dass genetische Variationen, die Calnexin, ERmanI oder andere an der Qualitätskontrolle des proteolytischen Systems beteiligte Proteine betreffen, die Anfälligkeit für Leberschädigungen beeinflussen, indem sie die Effizienz des Abbaus modifizieren [11, 30]. Einem Bericht zufolge könnte die Anfälligkeit für Lebererkrankungen auch mit Allelvariationen im ATT-Gen selbst korrelieren, die ansonsten nicht als krankheitsassoziierte Mutationen gelten. Auch hier wird über die Möglichkeit nachgedacht, dass derartige Variationen in anderen Bereichen des AAT-Proteins die Chaperon-Bindung verändern oder die Hinlenkung auf die proteolytischen Reaktionswege so beeinflussen, dass die Effizienz des Abbaus dadurch beeinträchtigt wird. Solche Veränderungen könnten zu einer vermehrten intrahepatischen Belastung durch mutantes Z-Protein und zu verstärkter Leberschädigung führen.

Von der Akkumulation mutanten AAT-Z-Proteins und der daraus resultierenden Schädigung ist das Lebergewebe nicht gleichmäßig betroffen; die Gründe für diese Heterogenität sind unklar. Studien an menschlichen Leberzellen und an Modellsystemen zeigen, dass nicht alle Hepatozyten AAT synthetisieren [26]. In manchen Leberzellen wird das mutante Z-Protein synthetisiert, ohne in großem Umfang intrazellulär akkumuliert zu werden. In anderen Zellen dagegen formieren sich große Aggregate aus polymerisiertem mutanten AAT-Z-Protein innerhalb dilatierter Zisternen des rauen ERs zu Strukturen, die im Allgemeinen als „Globuli" bezeichnet werden (siehe Kapitel 5) [19]. Studien belegen, dass diese Globuli fast vollständig aus mutantem AAT-Z-Protein in polymerisierter Konformation bestehen [19]. Bei Säuglingen sind die Globuli klein oder lichtmikroskopisch gar nicht nachweisbar, während sie bei älteren Kindern und Erwachsenen häufig größer werden als der Zellkern [31]. Die Prozesse, die die Bildung und die Größe der Globuli steuern, sind unbekannt, aber neue Beweise sprechen dafür, dass die Akkumulation von mutantem Z-Polymer und die Bildung von Globuli wahrscheinlich die Triebkräfte der Leberschädigung darstellen [32, 33].

Mehrere Studien, die die These vom Polymer als Schlüsselfaktor der Zellschädigung bestätigt haben, wurden anhand der S-Mutante von AAT durchgeführt. Das mutante S-Molekül wird intrazellulär retiniert, wenn es in den Zellen allein exprimiert wird. Es bildet jedoch nur dann Polymere, wenn in derselben Zelle gleichzeitig mutante Z-Moleküle vorhanden sind [29, 34]. In diesem Fall entstehen Heteropolymere aus S- und Z-Molekülen [34]. Diese Situation entspricht der Physiologie eines gemischt-heterozygoten SZ-Patienten. Bei diesen Patienten können Lebererkrankungen auftreten, die mit denen bei homozygoten ZZ-Patienten identisch sind; dies schließt auch das Vorhandensein von Globuli ein, die polymerisiertes Protein enthalten. Homozygote SS-Patienten entwickeln keine Lebererkrankung, und die Bildung von Globuli als Einschlusskörper in den Hepatozyten wurde bei ihnen nicht beobachtet. Tierstudien belegen darüber hinaus, dass die Leberschädigung mit der intrahepatischen Belastung durch retiniertes mutantes Z-Polymer zunimmt [32, 35]. Zusammengenommen stützen diese Ergebnisse die Hypothese, dass die Polymerbildung und -akkumulation wahrscheinlich das Schlüsselereignis darstellt, das die Leberschädigung auslöst. Es wurde auch die Vermutung geäußert, dass die „Dosis" eine Rolle spielen könnte oder möglicherweise eine Schwelle für die Bildung von Globuli bzw. Leberschädigungen besteht. Dem liegt vor allem die Beobachtung zugrunde, dass die große Mehrzahl der MZ-Patienten keine hepatozellulären Globuli und keine Zeichen einer Leberschädigung aufweist, während dies bei SZ- und ZZ-Patienten der Fall ist. Diese Beobachtungen führten zu der folgenden Serie von Studien zu den Mechanismen der zellulären Schädigung in der Leber.

Untersuchungen an menschlichem Gewebe und an Tiermodellen gaben Anlass zu der Vermutung, dass in der Hepatozytenpopulation mit der stärksten Akkumulation von mutantem AAT-Z-Polymer eine zelluläre Schädigungskaskade ausgelöst wird (Abb. 2.**3**) [1, 33, 36–39]. Im ER dieser Hepatozyten mit der stärksten Akkumulation von mutantem AAT-Z-Protein, die wohl nur einen kleinen Prozentsatz aller Hepatozyten ausmachen, ist eine verstärkte Spaltung der Stress-Caspasen zu beobachten, deren Signale an der Auslösung des programmierten Zelltods beteiligt sind. Die intrazelluläre Akkumulation von mutantem AAT-Z-Polymer wird auch mit einer Schädigung der Mitochondrien und mit der Auslösung von Apoptosesignalen durch die Mitochondrien in Verbindung gebracht, darunter die Freisetzung von Cytochrom C [36, 37]. Auch verschiedene andere zelluläre Stressantworten werden aktiviert, so z. B. die Autophagie [13, 39]. Dies ist ein in hohem Maße konservierter (in der Evolution weitgehend unverändert beibehaltener) Mechanismus der Proteolyse und des Abbaus von Organellen, der in vielen Geweben als Antwort auf Stress, Hunger oder im Verlauf der Entwicklung aktiviert wird. Autophagie stellt einen Weg des Abbaus von mutantem AAT-Z-Protein dar und könnte besonders für den Abbau mutanter Z-Polymere wichtig sein [40]. Im Lebergewebe von ZZ-Patienten wurde jedoch auch eine vermehrte mitochondriale Autophagie beobachtet [35]. Unklar ist, ob es sich dabei um die Hochregulation einer normalen Ordnungsfunktion handelt, durch die geschädigte Mitochondrien eliminiert werden, oder um einen Nebeneffekt der hochregulierten Autophagie,

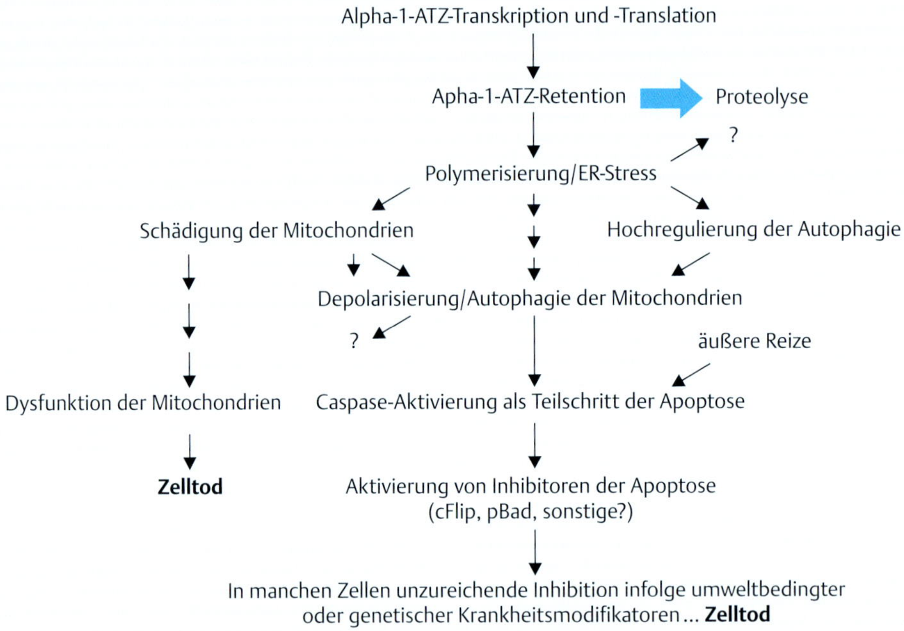

Abb. 2.**3** Hypothetischer Ablauf der Leberzellschädigung bei der ZZ-Variante des AAT-Mangels. Das mutante AAT-Z-Protein wird in ausreichender Menge synthetisiert, dann aber nicht sezerniert, sondern im ER der Hepatozyten retiniert. Qualitätskontrollprozesse innerhalb der Zellen führen die meisten Moleküle des mutanten Z-Proteins intrazellulären Proteolysereaktionen zu. Einige der mutanten Z-Proteinmoleküle entgehen jedoch der Proteolyse und können eine besondere polymerisierte Konformation annehmen, die zur Bildung von Einschlusskörpern im ER führt. Bei einer kleinen Hepatozytenpopulation mit der stärksten Belastung durch Akkumulation von mutantem Protein werden dadurch verschiedene zelluläre Reaktionen aktiviert. Der Mechanismus der Autophagie wird hochreguliert und hat eine Schädigung der Mitochondrien zur Folge; dabei können die Mitochondrien direkt geschädigt werden oder aber an der Aktivierung von Caspasen und der bei ER-Stress ablaufenden intrinsischen Apoptose auslösenden Signalkette beteiligt sein. Das Absterben von Leberzellen kann auf einer Dysfunktion der Mitochondrien oder auf fehlender Inhibition der apoptotischen Kaskade beruhen. Die unterschiedliche Natur der klinischen Leberschädigungen bei Personen mit demselben Genotyp und des in der Regel langsamen Fortschreitens der Erkrankung lässt darauf schließen, dass Geschwindigkeit und Größenordnung des Absterbens der Leberzellen durch wichtige umweltbedingte und genetische Krankheitsmodifikatoren beeinflusst werden. Es gibt neue Hinweise darauf, dass bei einem kleinen Teil der Hepatozyten mit der größten intrazellulären Belastung durch mutantes AAT-Z-Protein (d.h. mit den größten Globuli) dieser Weg am aktivsten ist.

der eine Ursache für einen Aspekt der Zellschädigung darstellt. Die Schädigung der Mitochondrien kann möglicherweise so stark ausgeprägt sein, dass die Hepatozyten absterben. Größer ist jedoch die Wahrscheinlichkeit, dass der fortgesetzte apoptotische Stress bei einem kleinen Teil der Hepatozyten mit der stärksten Belastung durch mutantes AAT-Z-Protein zur Depolarisierung der Mitochondrien als Bestandteil der Apoptose auslösenden Signalkaskade führt [33]. In beiden Fällen scheint der Ausgangswert der Absterberate von Hepatozyten im Lebergewebe von ZZ-Patienten zwar niedrig zu sein, aber über dem normalen Wert in der gesunden Leber zu liegen [41]. Im Laufe der Zeit führen fortgesetzter Stress, Zelltod und Reparaturprozesse zu einer Leberfibrose/-zirrhose und zu einer chronischen Organschädigung. Dieses Modell einer langsam, aber kontinuierlich fortschreitenden Schädigung passt zu dem klinischen Bild der chronischen Lebererkrankung, die bei vielen ZZ-Patienten zu beobachten ist und im Laufe von Monaten bis vielen Jahren fortschreitet.

Ferner wurde die interindividuelle Variabilität der klinischen Lebererkrankung als Hinweis auf die Existenz weiterer wichtiger umweltbedingter Modifikatoren der Schädigungskaskade interpretiert. In einer neuen Tierstudie wurde durch nicht steroidale Antiphlogistika die intrazelluläre Akkumulation von mutanten AAT-Z-Proteinpolymeren gefördert und die Leberschädigung verstärkt [32]. Derartige Wirkungen ebenso wie andere physiologische Ereignisse, die die Synthese von mutantem AAT-Z-Protein stimulieren, wie z.B. rezidivierende Infektionen oder andere entzündliche Episoden, können logischerweise zu einer vermehrten Akkumulation von Z-Protein und zu einer Verstärkung der Leberschädigung führen. Einleuchtend ist auch die These, dass Virusinfektionen einen umweltbedingten Modifikator darstellen, insbesondere vor dem Hintergrund von Berichten, wonach sowohl Hepatitis-B- als auch Hepatitis-C-Viren für Proteine kodieren, die im ER-Lumen der Leberzellen akkumulieren können. Dies könnte die ER-Belastung erhöhen, die Zellschädigung fördern, die apoptotische Kaskade stimulieren und auf diese Weise die Leberschädigung verstärken. Mehrere Autoren berichten über einen geringfügigen Anstieg des Risikos für Leberschädigungen bei heterozygoten MZ-Patienten und eine gleichzeitige Zunahme von Infektionen mit dem Hepatitis-Virus bei diesen Gruppen. Diese Daten weisen auf die Möglichkeit hin, dass das seltene Auftreten von Lebererkrankungen bei heterozygoten MZ-Patienten durch ein „Second-Hit"-Phänomen erklärt werden kann. Theoretisch könnte eine Virusinfektion der Leber die Rolle eines solchen „Second Hit" spielen und die ER-Belastung über die Schwelle ansteigen lassen, die typischerweise in der Leber von MZ-Patienten vorliegt und jenseits derer eine Schädigung ausgelöst wird. Alkohol- und Fettleber werden ebenfalls häufig als umweltbedingte Modifikatoren genannt, bei denen theoretisch ein Zusammenhang mit der identifizierten Schädigungskaskade plausibel erscheint; allerdings liegen bislang keine Studien vor, die beweisen, dass diese Faktoren tatsächlich klinisch von Bedeutung sind.

Klar ist, dass die Pathophysiologie der Leberschädigung bei AAT-Mangel direkt auf der intrazellulären Akkumulation von mutantem AAT-Z-Protein beruht. Wahrscheinlich stellt die Polymerisierung des mutanten Z-Proteins ein Schlüsselereignis bei diesem Prozess dar, und der anzunehmende Mechanismus beinhaltet u.a. die Auslösung der apoptotischen Kaskade durch die Belastung von ER und Mitochondrien in einem geringen Teil der Hepatozyten mit der stärksten Akkumulation von mutantem Z-Protein. Die genaue Abfolge der Ereignisse und die molekularen Mechanismen, die bei Retention und Abbau der Proteinpolymere im ER zum Tragen kommen, sind jedoch noch sehr unklar. Weitere Arbeiten zu diesen Fragestellungen dürften sich nicht nur unter dem Gesichtspunkt des Verständnisses der Schädigung, sondern auch wegen der Möglichkeit lohnen, neue therapeutische Ziele zu entwickeln.

Literatur

1 Perlmutter DH, Brodsky JL, Balistreri WF, Trapnell BC. Molecular pathogenesis of alpha-1-antitrypsin deficiency-associated liver disease: a meeting review. Hepatology 2007; 45: 1313–1323.

2 American Thoracic Society/European Respiratory Society Statement. Standards for the diagnosis and management of individuals with alpha-1 antitrypsin deficiency. Am J Respir Crit Care Med 2003; 168: 818–900.

3 Lomas DA, Elliott PR, Sidhar SK, Foreman RC, Finch JT, Cox DW, Whisstock JC, Carrell RW. alpha 1-Antitrypsin malton (Phe52-deleted) forms loop-sheet polymers *in vivo*. Evidence for the C sheet mechanism of polymerization. J Biol Chem 1995; 270: 16864–16870.

4 Lomas DA, Mahadeva R. Alpha1-antitrypsin polymerization and the serpinopathies: pathobiology and prospects for therapy. J Clin Invest 2002; 110: 1585–1590

5 Wu Y, Whitman I, Molmenti E, Moore K, Hippenmeyer P, Perlmutter DH. A lag in intracellular degradation of mutant alpha 1-antitrypsin correlates with the liver disease phenotype in homozygous PiZZ alpha 1-antitrypsin deficiency. Proc Natl Acad Sci USA 1994; 91: 9014–9018.

6 Qu D, Teckman JH, Omura S, Perlmutter DH. Degradation of a mutant secretory protein, alpha1-antitrypsin Z, in the endoplasmic reticulum requires proteasome activity. J Biol Chem 1996; 271: 22791–22795.

7 Qu D, Teckman JH, Perlmutter DH. Review: alpha 1-antitrypsin deficiency associated liver disease. J Gastroenterol Hepatol 1997; 12: 404–416.

8 James EL, Bottomley SP. The mechanism of alpha 1-antitrypsin polymerization probed by fluorescence spectroscopy. Arch Biochem Biophys 1998; 356: 296–300.

9 Lomas DA, Evans DL, Finch JT, Carrell RW. The mechanism of Z alpha 1-antitrypsin accumulation in the liver. Nature 1992; 357: 605–607.

10 Dafforn TR, Mahadeva R, Elliott PR, Sivasothy P, Lomas DA. A kinetic mechanism for the polymerization of alpha1-antitrypsin. J Biol Chem 1999; 274: 9548–9555.

11 Cabral CM, Choudhury P, Liu Y, Sifers RN. Processing by endoplasmic reticulum mannosidases partitions a secretion-impaired glycoprotein into distinct disposal pathways. J Biol Chem 2000; 275: 25015–25022.

12 Teckman JH, Burrows J, Hidvegi T, Schmidt B, Hale PD, Perlmutter DH. The proteasome participates in degradation of mutant alpha 1-antitrypsin Z in the endoplasmic reticulum of hepatoma-derived hepatocytes. J Biol Chem 2001; 276: 44865–44872.

13 Teckman JH, Perlmutter DH. Retention of mutant alpha (1)-antitrypsin Z in endoplasmic reticulum is associated with an autophagic response. Am J Physiol Gastrointest Liver Physiol 2000; 279: 961–974.
14 Sifers RN. Cell biology. Protein degradation unlocked. Science 2003; 299: 1330–1331.
15 Davies MJ, Lomas DA The molecular aetiology of the serpinopathies. Int J Biochem Cell Biol 2008; 40: 1273–1286.
16 Lomas DA. Loop-sheet polymerization: the mechanism of alpha1-antitrypsin deficiency. Respir Med, 2000; 94 (Suppl C): 3–6.
17 Sidhar SK, Lomas DA, Carrell RW, Foreman RC. Mutations which impede loop/sheet polymerization enhance the secretion of human alpha 1-antitrypsin deficiency variants. J Biol Chem 1995; 270: 8393–8396.
18 Lin L, Schmidt B, Teckman J, Perlmutter DH. A naturally occurring nonpolymerogenic mutant of alpha 1-antitrypsin characterized by prolonged retention in the endoplasmic reticulum. J Biol Chem 2001; 276: 33893–33898.
19 An JK, Blomenkamp K, Lindblad D, Teckman JH. Quantitative isolation of alphalAT mutant Z protein polymers from human and mouse livers and the effect of heat. Hepatology 2005; 41: 160–167.
20 Lomas DA. Loop-sheet polymerization: the structural basis of Z alpha 1-antitrypsin accumulation in the liver. Clin Sci (Lond) 1994; 86: 489–495.
21 Tsutsui Y, Kuri B, Sengupta T, Wintrode PL. The structural basis of serpin polymerization studied by hydrogen/deuterium exchange and mass spectrometry. J Biol Chem 2008; 283: 30804–30811.
22 Purkayastha P, Klemke JW, Lavender S, Oyola R, Cooperman BS, Gai F. Alpha 1-antitrypsin polymerization: a fluorescence correlation spectroscopic study. Biochemistry 2005; 44: 2642–2649.
23 Marszal E, Danino D, Shrake A. A novel mode of polymerization of alpha1-proteinase inhibitor. J Biol Chem 2003; 278: 19611–19618.
24 Vembar SS, Brodsky JL. One step at a time: endoplasmic reticulum-associated degradation. Nat Rev Mol Cell Biol 2008; 9: 944–957.
25 Carrell RW, Lomas DA. Alpha1-antitrypsin deficiency – a model for conformational diseases. N Engl J Med 2002; 346: 45–53.
26 Teckman JH, An JK, Loethen S, Perlmutter DH. Fasting in alpha1-antitrypsin deficient liver: constitutive [correction of consultative] activation of autophagy. Am J Physiol Gastrointest Liver Physiol 2002; 283: 1156–1165.
27 Wu Y, Swulius MT, Moremen KW, Sifers RN. Elucidation of the molecular logic by which misfolded alpha 1-antitrypsin is preferentially selected for degradation. Proc Natl Acad Sci USA 2003; 100: 8229–8234.
28 Teckman JH, Gilmore R, Perlmutter DH. Role of ubiquitin in proteasomal degradation of mutant alpha(1)-antitrypsin Z in the endoplasmic reticulum. Am J Physiol Gastrointest Liver Physiol 2000; 278: 39–48.
29 Teckman JH, Perlmutter DH. The endoplasmic reticulum degradation pathway for mutant secretory proteins alpha1-antitrypsin Z and S is distinct from that for an unassembled membrane protein. J Biol Chem 1996; 271: 13215–13220.
30 Cabral CM, Liu Y, Moremen KW, Sifers RN. Organizational diversity among distinct glycoprotein endoplasmic reticulum-associated degradation programs. Mol Biol Cell 2002; 13: 2639–2650.
31 Perlmutter DH. Alpha-1-antitrypsin deficiency: diagnosis and treatment. Clin Liver Dis 2004; 8: 839–859, viii–ix.
32 Rudnick DA, Shikapwashya O, Blomenkamp K, Teckman JH. Indomethacin increases liver damage in a murine model of liver injury from alpha-1-antitrypsin deficiency. Hepatology 2006; 44: 976–982.
33 Lindblad D, Blomenkamp K, Teckman J. Alpha-1-antitrypsin mutant Z protein content in individual hepatocytes correlates with cell death in a mouse model. Hepatology 2007; 46: 1228–1235.
34 Mahadeva R, Chang WS, Dafforn TR, Oakley DJ, Foreman RC, Calvin J, Wight DG, Lomas DA. Heteropolymerization of S, I, and Z alpha1-antitrypsin and liver cirrhosis. J Clin Invest 1999; 103: 999–1006.
35 Teckman JH, An JK, Blomenkamp K, Schmidt B, Perlmutter D. Mitochondrial autophagy and injury in the liver in alpha 1-antitrypsin deficiency. Am J Physiol Gastrointest Liver Physiol 2004; 286: G851–862.
36 Lawless MW, Greene CM, Mulgrew A, Taggart CC, O'Neill SJ, McElvaney NG. Activation of endoplasmic reticulum-specific stress responses associated with the conformational disease Z alpha 1-antitrypsin deficiency. J Immunol 2004; 172: 5722–5726.
37 Miller SD, Greene CM, McLean C, Lawless MW, Taggart CC, O'Neill SJ, McElvaney NG. Tauroursodeoxycholic acid inhibits apoptosis induced by Z alpha-1 antitrypsin via inhibition of Bad. Hepatology 2007; 46: 496–503.
38 Rudnick DA, Perlmutter DH. Alpha-1-antitrypsin deficiency: a new paradigm for hepatocellular carcinoma in genetic liver disease. Hepatology 2005; 42: 514–521.
39 Schmidt BZ, Perlmutter DH. Grp78, Grp94, and Grp170 interact with alpha1-antitrypsin mutants that are retained in the endoplasmic reticulum. Am J Physiol Gastrointest Liver Physiol 2005; 289: 444–455.
40 Kamimoto T, Shoji S, Hidvegi T, Mizushima N, Umebayashi K, Perlmutter DH, Yoshimori T. Intracellular inclusions containing mutant alpha1-antitrypsin Z are propagated in the absence of autophagic activity. J Biol Chem 2006; 281: 4467–4476.
41 Rudnick DA, Liao Y, An JK, Muglia LJ, Perlmutter DH, Teckman JH. Analyses of hepatocellular proliferation in a mouse model of alpha-1-antitrypsin deficiency. Hepatology 2004; 39: 1048–1055.

2.2 Pathophysiologie der Alpha-1-Antitrypsin-Mangel-assoziierten Lungenerkrankung

Richard I. Carter, Robert A. Stockley
Lung Investigation Unit, Queen Elizabeth Hospital, Edgbaston, Birmingham B15 2TH, United Kingdom

Hintergrund

Die Entdeckung, dass zwischen dem Alpha-1-Antitrypsin-Mangel (AATM) und bestimmten Lungenerkrankungen eine Assoziation besteht, beruhte auf einer bemerkenswerten Kombination von Zufall, klinisch-chemischen Beobachtungen und sorgfältiger Phänotypisierung der Patienten. Nach jahrzehntelanger Forschungstätigkeit etlicher Wissenschaftler auf dem Gebiet der Proteintrennverfahren entwickelte der schwedische klinische Chemiker Carl-Bertill Laurell eine semiquantitative Methode der Papierelektrophorese, durch die sich die Serumglobuline in unterschiedliche Gruppen auftrennen ließen: α_1, α_2, β_1, β_2 und γ. Laurell stellte fest, dass die Proben von 5 Patienten, die von einem schwedischen Arzt zur Routineuntersuchung eingeschickt wurden, keine sichtbare α_1-Bande hatten und dass die fehlende Fraktion mit Alpha-1-Antitrypsin (AAT) korrespondierte [1], einem Glykoprotein, das kurz vorher von deutschen Wissenschaftlern beschrieben worden war [2]. Der Mangel wurde als Risikofaktor mit der frühen Entwicklung eines Lungenemphysems in Verbindung gebracht [3], eine Assoziation, die später in mehreren Studien bestätigt wurde [4].

AAT ist ein Akute-Phase-Glykoprotein, das von den Leberzellen [6] und, in geringerem Umfang, auch von den Alveolarmakrophagen in der Lunge, von zirkulierenden Blutmonozyten [6] und vom Lungenepithel [7,8] synthetisiert wird. Nach seiner zuerst beobachteten inhibierenden Wirkung auf das Pankreasenzym Trypsin [2] wurde das Protein Alpha-1-Antitrypsin oder kurz AAT genannt. Am höchsten ist jedoch seine Assoziationsrate für die Neutrophilen-Elastase [9]; außerdem bindet es auch an Proteinase-3 [10] und Kathepsin G [11]. AAT besteht aus 394 Aminosäuren, die in drei β-Faltblättern angeordnet sind (Abb. 2.**4**). Sein reaktives Zentrum besteht aus 2 durch eine Peptidbindung verbundene Aminosäurereste (P_1 und P'_1) auf einer exponierten Schleife [12,13]. Die Schleife dient als Substrat für die Zielproteasen, welche die Peptidbindung zwischen P_1 und P'_1 irreversibel hydrolysieren, sodass ein AAT-Proteinasekomplex entsteht [9].

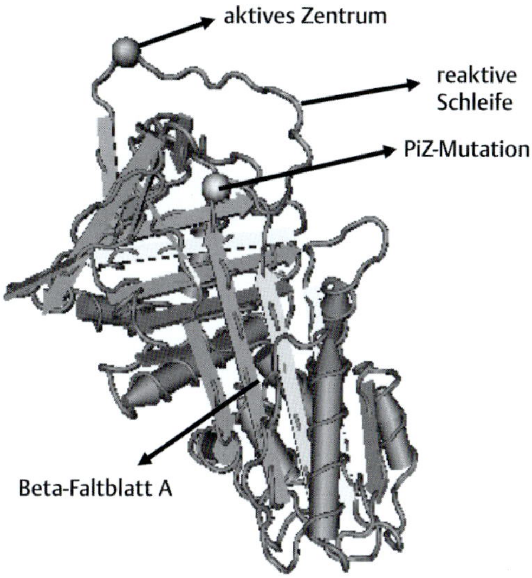

Abb. 2.**4** Die Struktur des Alpha-1-Antitrypsins und seiner PiZ-Mutation.

Dieser inaktive Komplex wird von den Hepatozyten aus dem Blutkreislauf entfernt [14].

Vor dem Verlassen des endoplasmatischen Retikulums der Hepatozyten faltet sich die bewegliche reaktive Schleife des normalen AAT-Proteins zusammen und legt sich in einen Spalt in dessen Faltblatt A. Beim Z-Allel verhindert jedoch ein Austausch von Aminosäuren das einwandfreie Zusammenfalten der reaktiven Schleife. Dies ermöglicht einem 2. AAT-Protein die Insertion in den offenen Spalt und die Bildung eines Dimers. Die fortgesetzte Wiederholung dieses Prozesses führt zur Bildung von Polymeren, die nicht sezerniert werden können. Homozygote Träger zweier Z-Allele weisen deshalb niedrige Plasmaspiegel auf [15]. Das abnorme Molekül inhibiert zudem auch weniger wirksam die Neutrophilen-Elastase [16] und ist anfälliger für eine Oxidation seines aktiven Zentrums (was seine Wirkung abschwächt); dies gilt insbesondere für die Oxidation durch Tabakrauch [17]. Das Plasma enthält also ein dysfunktionales Protein in niedriger Konzentration mit der Folge einer erheblichen Verminderung der Antiprotease-Kapazität in der Lunge [18].

Implikationen

Fast gleichzeitig mit der ersten Beobachtung eines schweren Emphysems mit frühem Beginn bei Personen mit AATM [3] wurde an einem Tiermodell nachgewiesen, dass sich durch ein proteolytisches Enzym Strukturveränderungen induzieren ließen, die denen beim Emphysem entsprachen [19]. Spätere Studien bestätigten, dass ein aus den neutrophilen Granulozyten des Menschen isoliertes Enzym, die Neutrophilen-Elastase, bei Versuchstieren ebenfalls emphysemartige Veränderungen herbeiführte [20]. Auch mit anderen Serin-Proteinasen wie z. B. Proteinase-3 oder Kathepsin G (die in den menschlichen Neutrophilen in denselben Granula gespeichert werden) gelang die Induktion von emphysemartigen Veränderungen [21] bzw. Veränderungen in den Bronchien (z. B. Hyperplasie der Schleimdrüsen) [20]. Die vereinfachende Vorstellung, dass die pathologischen Veränderungen bei COPD und Emphysem durch die Freisetzung dieser Enzyme in der Lunge bedingt seien und die Fähigkeit zur Inaktivierung dieser Enzyme durch den niedrigen AAT-Spiegel in Relation dazu zu gering sei, wurde weithin akzeptiert, da primär diese Enzyme durch AAT inaktiviert werden. Der Einfachheit dieses Konzepts zum Trotz war es jedoch immer schwierig, außerhalb akuter Exazerbationen in den Atemwegen von COPD-Patienten – selbst solchen mit AATM – freie Enzymaktivität nachzuweisen [22]. Zudem ergaben spätere Studien, dass andere Enzyme und Prozesse ebenfalls in der Lage sind, eine „emphysemartige" Pathologie zu verursachen.

Kathepsin B führt bei Tiermodellen nachweislich zum Emphysem [23]. Knock-out-Mäuse mit Ausschaltung des Gens für Metalloproteinasen sind weniger anfällig für die Entwicklung eines Emphysems [24]; dies spricht für eine gewisse Bedeutung dieser Enzymgruppe. Zu demselben Ergebnis führt die Apoptose von Endothelzellen [25], und auch Antikörper gegen Endothelzellen [26] oder Elastin [27] wurden in den letzten Jahren damit in Verbindung gebracht. Mittlerweile wird deutlich, dass eine sehr komplexe Entzündungskaskade sowie Wechselwirkungen zwischen verschiedenen Proteinasen wahrscheinlich die zentrale Rolle in der Pathophysiologie des Emphysems spielen. So aktiviert beispielsweise die Neutrophilen-Elastase nachweislich die Proenzymform von Kathepsin B in der Lunge [28]. Die Neutrophilen-Elastase kann auch MMPs aktivieren [29, 30] und gleichzeitig deren korrespondierende Inhibitoren (TIMP) inaktivieren [31]. Darüber hinaus kann durch Serin-Proteinasen wie z. B. Proteinase-3 eine Apoptose induziert werden [32]. Selbst bei Vorliegen eines Autoimmunprozesses gegen Elastin in der Lunge ist jedoch die Neutrophilen-Degradation immer noch ein notwendiger Schritt [27]. Dieses komplexe Zusammenspiel ist in Abb. 2.**5** zusammengefasst. In jüngster Zeit wurde in einigen eleganten Studien nachgewiesen, dass die Neutrophilen-Elastase auch Kathepsin B und MMP-2 hochregulieren kann [18, 33]. Darüber hinaus wurde bei Personen mit AAT-Mangel in der Spülflüssigkeit einer Bronchiallavage eine erhöhte Aktivität nicht nur der Neutrophilen-Elastase, sondern auch von Kathepsin B und MMP-2 nachgewiesen, während die AAT-Augmentationstherapie zu einer verminderten Aktivität von Kathepsin B und MMP-2 führt [18], d. h. von Enzymen, die nicht durch AAT inhibiert werden. Es ist daher wahrscheinlich, dass bei einem großen Teil dieser destruktiven entzündlichen Kaskade zumindest die Neutrophilen-Elastase eine zentrale Rolle spielt und dass dieser Prozess durch einen genetischen Mangel an dem verwandten Inhibitor (AAT) dieses Enzyms gefördert wird.

Damit diese Kaskade aktiviert wird, muss jedoch in den Atemwegen eine neutrophile Entzündung ablaufen und die Neutrophilen-Elastase muss (als zentrales Agens) freigesetzt werden und in einigen der relevanten Lungenkompartimente aktiv bleiben. Dieser Prozess umfasst die Bereitstellung, Freisetzung und Inaktivierung von Proteinasen im Mikromilieu. Er findet hauptsächlich im Interstitium statt und führt zur Entwicklung eines Emphysems.

AAT ist ein Plasmaprotein, das durch einfache Diffusion in die Lungen gelangt. Seine Konzentrationen im Interstitium sind zwar weitgehend unbekannt, doch lassen Modelle, die auf früheren Studien zum Albumin-Leakage basieren [34], darauf schließen, dass die Konzentration im Interstitium ca. 80% der Plasmakonzentration beträgt. Da das AAT im Plasma auch bei schwerem Mangel funktionell aktiv bleibt, ist zu erwarten, dass das Interstitium ebenfalls eine gewisse Menge an aktivem AAT enthält. Die Konzentration im Interstitium hängt jedoch vom Plasmaspiegel und somit vom AAT-Phänotyp ab. Bei Personen mit MS-, MZ-, SZ- und Z-Phänotyp geht (im Durchschnitt) die AAT-Konzentration im Serum – und somit auch im Interstitium – immer weiter zurück. Wie dieser Rückgang mit dem Potenzial für Bindegewebsdestruktion korreliert, wurde kürzlich durch hochelegante Studien von Campbell und Kollegen geklärt [35–37]. Die Konzentration der Neutrophilen-Elastase und auch der Proteinase-3 in den azurophilen Granula liegt um mehrere Größenordnungen über der physiologischen AAT-Konzentration im Plasma (und im Interstitium). Wenn ein aktivierter neutrophiler Granulozyt seine

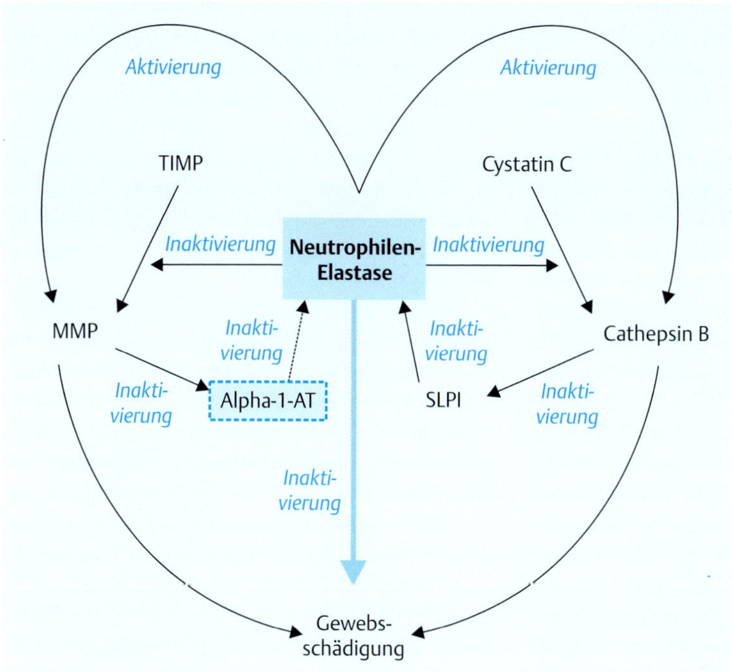

Abb. 2.5 Die Proteinase-/Anti-Proteinase-Kaskade mit Darstellung der Wechselwirkungen zwischen Zystein-, Serin- und Metalloproteasen. Bei Personen mit Alpha-1-Antitrypsin-Mangel besteht ein angeborener Mangel, der die verbliebenen Teile der Kaskade amplifiziert. (Nachdruck aus Stockley RA. Thorax 2007; 62: 657–660, mit freundlicher Genehmigung durch BMJ Publishing Group Ltd.)

azurophilen Granula ausstößt, werden die Enzyme daher in sehr hohen Konzentrationen freigesetzt. Je weiter sie von den Granula wegdiffundieren, desto stärker sinkt ihre Konzentration ab, bis sie sich der Konzentration der physiologischen Inhibitoren angeglichen hat. An diesem Punkt wird das Enzym inaktiviert und verliert sein Schädigungspotenzial. Ein mathematisches Modell dieses Prozesses spricht für eine exponentielle Beziehung zwischen Enzymaktivität und Entfernung vom Granulum [35]. Durch *In-vitro*-Studien konnte nachgewiesen werden, dass die Kontrolle der Enzymaktivität derselben exponentiellen Kurve folgt [36]. Die Anwendung von Serum von Personen mit verschiedenen AAT-Phänotypen führte zu einer Bestätigung des Modells [37]. Die Ergebnisse belegen eindeutig, dass selbst bei normalem AAT-Spiegel die Freisetzung von Granula aus aktivierten Neutrophilen zu einer Region obligater proteolytischer Schädigung führt, die nicht vollständig unter Kontrolle zu bringen ist.

Die exponentielle Kurve zeigt, dass dieser Bereich der obligatorischen proteolytischen Aktivität deutlich größer ist, wenn die AAT-Konzentration unter einen Wert von ca. 11 µmol/l absinkt. Dies ist die durchschnittliche AAT-Konzentration bei Personen mit dem SZ-Phänotyp, während homozygote Z-Personen durchschnittliche Spiegel von ca. 5 µmol/l aufweisen [38]. Durch diesen einfachen Prozess der quantitativen Bestimmung der Proteolyse lässt sich also zeigen, warum Personen mit dem SZ-Phänotyp nicht besonders anfällig für die Entwicklung eines Emphysems sind [39] – im klaren Gegensatz zu homozygoten Z-Personen. Zusätzlich zu dieser Beobachtung konnte nachgewiesen werden, dass die Assoziationsrate von AAT für die Neutrophilen-Elastase bei Personen mit Z-Phänotyp reduziert ist [40]. Dies lässt darauf schließen, dass das Enzym auch dann mit Verzögerung inaktiviert wird, wenn es auf äquivalente Mengen seines Inhibitors trifft. Llewellyn-Jones et al. [16] haben nachgewiesen, dass die Bindegewebsdestruktion durch aktivierte neutrophile Granulozyten in Gegenwart von Z-AAT stärker ausgeprägt ist als in Gegenwart äquivalenter Mengen von aktivem M-AAT; dies bestätigt die Bedeutung der beschriebenen funktionellen Differenz.

Obwohl diese einfachen biochemischen Interaktionen eine Erklärung dafür bieten, warum Personen mit AAT-Mangel zu einer Verlängerung der Serin-Proteinase-Aktivität in den Lungen neigen, bleibt immer noch die Frage offen, wie das Enzym an die geschädigte Stelle gelangt. Die Rekrutierung von neutrophilen

Granulozyten in die Lungen ist ein komplexer Prozess, bei dem die Wahrnehmung chemotaktischer Substanzen, die Aktivierung der zirkulierenden Neutrophilen, der Prozess der Adhäsion an den Endothelzellen und die Wanderung ins Interstitium eine Rolle spielen. Bei diesem Vorgang konzentriert sich die Neutrophilen-Elastase sehr stark am führenden Pol der neutrophilen Granulozyten, und diese hinterlassen das Enzym bei ihrer Wanderung in engem Kontakt mit dem Bindegewebe [41]. Es ist daher möglich, dass mehrere Schritte dieses Prozesses auch amplifiziert werden; dies könnte für die große Zahl von Neutrophilen in den Lungen von Patienten mit AAT-Mangel verantwortlich sein [42].

Während die einzelnen Schritte der Aktivierung, Adhäsion und Migration der Neutrophilen einigermaßen geklärt sind, ist zum großen Teil unbekannt, auf welche Weise der AAT-Mangel diese Prozesse beeinflusst. Studien an neutrophilen Granulozyten von COPD-Patienten belegen, dass diese Zellen aktiviert werden und eine verstärkte Migrationsfähigkeit aufweisen [43]. Ähnliche Studien bei Personen mit AATM sprechen jedoch dafür, dass sich deren Neutrophile normal verhalten. Dies trifft insbesondere für Untersuchungen der spontanen Adhäsion und Migration unter Flussbedingungen zu [44]. In den 1970er-Jahren wurde ein Alpha-Glykoprotein im menschlichen Blut identifiziert, das in der Lage ist, die Chemotaxis zu inhibieren [45]. Stockley und Kollegen untersuchten diese Substanz genauer und konnten nachweisen, dass die Migration der Neutrophilen durch AAT ebenso wie durch Alpha-1-Antichymotrypsin und den sekretorischen Leukozyten-Proteinase-Inhibitor verhindert werden kann [46]. Der Unterschied zwischen diesen 3 Inhibitoren lässt darauf schließen, dass ein Kathepsin-G-artiges Enzym für den Migrationsprozess erforderlich ist. Durch elegantere Studien von Lomas et al. [47] wurde diese Beobachtung bestätigt. Unter Verwendung einer zentrumsgesteuerten Mutagenese veränderten die Autoren die inhibitorischen Merkmale von AAT und bestätigten auf diese Weise erneut die Verstärkung der inhibitorischen Aktivität einer chymotrypsinartigen Substanz.

Die Frage, ob niedrige AAT-Spiegel die Migration der Neutrophilen beeinflussen, muss wohl erneut untersucht werden; Woolhouse et al. [44] führten unter Flussbedingungen Studien mit Vollblut durch und fanden keine Abnormität. Ungeachtet dessen ist sicherlich selbst für normale Neutrophile auch die Stärke des chemotaktischen Signals von Bedeutung für die Gesamtheit der neutrophilen Wanderungsbewegung. Die Neutrophilen-Elastase bewirkt nachweislich eine Freisetzung von Interleukin-8 durch Epithelzellen [48] und von LTB4 durch Makrophagen [49]. Insbesondere Studien zu dem letztgenannten Chemotaktikum ergaben erhöhte Spiegel bei AATM-Patienten (im Vergleich zu Patienten mit gewöhnlicher COPD) [50], während die AAT-Augmentation zu einer Reduktion des LTB4-Signals führte [51]. Dies spricht für eine wichtige Rolle der Substanz.

Neueren Studien zufolge weisen auch die AAT-Polymere chemotaktische Eigenschaften auf [52]. Jedoch ist die spontane Polymerbildung nach der Freisetzung ins Plasma konzentrationsabhängig [15]. Deshalb ist zu erwarten, dass die Polymerkonzentration im Plasma am größten, im Interstitium am zweitgrößten und an der Epitheloberfläche, wo die Proteindiffusion und somit die AAT-Konzentration deutlich geringer ist, am drittgrößten ist. Dadurch entstünde ein umgekehrter chemotaktischer Gradient und die Migration der Neutrophilen würde nicht erleichtert. Zudem sind die Polymere außerordentlich große Moleküle und könnten daher, im Vergleich zu nativem AAT, nur in begrenztem Umfang in die Lungen diffundieren. Es ist daher unwahrscheinlich, dass die Polymere als primäres Chemotaktikum von Bedeutung sind. Studien von Mahadeva et al. [53] zeigen jedoch, dass die Polymere und die Neutrophilen bei AATM-Patienten eine Tendenz zur Aggregation im Interstitium der Lungen aufweisen. Deshalb ist auch weiterhin nicht auszuschließen, dass die neutrophilen Granulozyten durch kleine chemotaktische Substanzen angelockt werden, die in die Atemwege freigesetzt werden, dass aber, wenn sie sich erst einmal im Interstitium befinden, der Prozess durch das Vorhandensein von Polymeren retardiert wird. Da die Polymerbildung eine gewisse Zeit braucht, spielt sie sich möglicherweise in größerem Umfang im Interstitium als im Plasma ab. Es ist jedoch auch möglich, dass der erhöhte Neutrophilengehalt des Interstitiums bei AATM-Patienten nur Ausdruck einer insgesamt vermehrten Migration in die Atemwege ist. Auf jeden Fall sind weitere Studien erforderlich, um diese Frage zu klären.

Neuere elegante Studien von Churg et al. an Knockout-Tieren ergaben schließlich, dass TNF-α und der TNF-α-Rezeptor einen sehr wichtigen Teil der Entzündungskaskade in der Pathophysiologie des Emphysems bilden [54]. Außerdem haben dieselben Autoren auch nachgewiesen, dass die AAT-Augmentation nicht nur die Zerstörung des Bindegewebes reduziert [55],

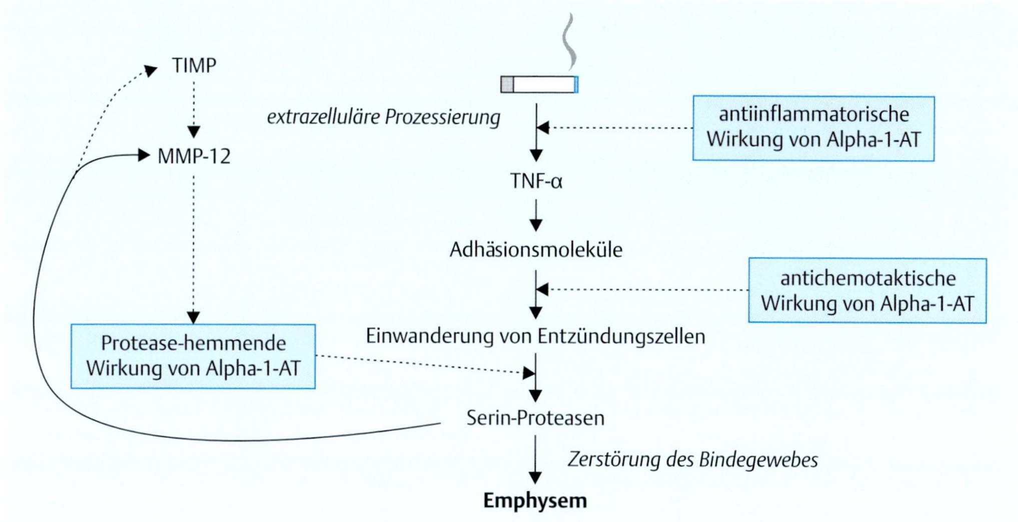

Abb. 2.**6** Für die Entwicklung eines Emphysems sind sowohl MMP-12 als auch neutrophile Granulozyten erforderlich. In dieser Abbildung, in welcher die durchgezogenen Linien Aktivierung und die gestrichelten Linien Inaktivierung bedeuten, ist ein möglicher Mechanismus dargestellt, durch welchen MMP-12 mittels Stimulation der TNF-α-Prozessierung zu einer entzündlichen Zellinfiltration führen könnte. Die Augmentation von Alpha-1-Antitrypsin behebt den durch Tabakrauchen vermittelten TNF-α-Anstieg (sowohl die lokale Produktion als auch die Konzentration im Plasma) [55, 56], während bei Alpha-1-Antitrypsin-Mangel die MMP-12/TNF-vermittelte Reaktion verstärkt ist.

sondern auch den entsprechenden Anstieg von TNF-α verhindert [56]. Der genaue Mechanismus ist unbekannt, doch scheint AAT antiinflammatorisch zu wirken, sodass bei Personen mit AAT-Mangel eine verstärkte Entzündungsneigung anzunehmen ist. Diese alternative Bahn ist in Abb. 2.**6** zusammenfassend dargestellt. Bei AATM-Patienten wäre ihre Verstärkung zu erwarten.

Schlussfolgerung

Zusammenfassend ist festzustellen, dass weiterhin die Entzündung allgemein als zentraler Faktor in der Pathophysiologie der COPD und des Emphysems gilt. Die Anfälligkeit von AATM-Patienten für diese Erkrankungen wird durch verschiedene Mechanismen vermittelt; AAT scheint somit eine Schlüsselrolle für die Beherrschung der neutrophilen entzündlichen Kaskade zu spielen. Für die Interpretation der Ergebnisse und die Entwicklung künftiger Behandlungsstrategien ist eine sorgfältige Trennung der vielen Komponenten dieser komplexen Kaskade erforderlich. Mittlerweile wurde nachgewiesen, dass die Augmentationstherapie bei Personen mit AAT-Mangel in mehrfacher Weise auf die Entzündung wirkt. Auch die Progression der emphysematösen Destruktion kann, neueren klinischen Untersuchungen zufolge, durch die Augmentation verhindert werden [57].

Literatur

1 Laurell CB, Eriksson S. The electrophoretic alpha 1 globulin pattern of serum in alpha 1 antitrypsin deficiency. Scan J Clin Lab Invest 1963; 15: 132–140.
2 Schultze HE, Heide K, Haupt H. [alpha1-Antitrypsin from human serum.] Klin Wochenschr 1962; 40: 427–429.
3 Eriksson S. Studies in alpha 1-antitrypsin deficiency. Acta Med Scand Suppl 1965; 432: 1–85.
4 Needham M, Stockley RA. Alpha 1-antitrypsin deficiency. 3: Clinical manifestations and natural history. Thorax 2004; 59: 441–445.
5 Koj A, Regoeczi E, Toews CJ, Leveille R, Gauldie J. Synthesis of antithrombin III and alpha-1-antitrypsin by the perfused rat liver. Biochim Biophys Acta 1978; 539: 496–504.
6 Mornex JF, Chytil-Weir A, Martinet Y, Courtney M, LeCocq JP, Crystal RG. Expression of the alpha-1-antitrypsin gene in mononuclear phagocytes of normal and alpha-1-antitrypsin-deficient individuals. J Clin Invest 1986; 77: 1952–1961.

[7] Venembre P, Boutten A, Seta N et al. Secretion of alpha 1-antitrypsin by alveolar epithelial cells. FEBS Lett 1994; 346: 171–174.
[8] Cichy J, Potempa J, Travis J. Biosynthesis of alpha1-proteinase inhibitor by human lung-derived epithelial cells. J Biol Chem 1997; 272: 8250–8255.
[9] Travis J, Salvesen GS. Human plasma proteinase inhibitors. Annu Rev Biochem 1983; 52: 655–709.
[10] Rao NV, Wehner NG, Marshall BC, Gray WR, Gray BH, Hoidal JR. Characterization of proteinase-3 (PR-3), a neutrophil serine proteinase. Structural and functional properties. J Biol Chem 1991; 266: 9540–9548.
[11] Beatty K, Bieth J, Travis J. Kinetics of association of serine proteinases with native and oxidized alpha-1-proteinase inhibitor and alpha-1-antichymotrypsin. J Biol Chem 1980; 255: 3931–3934.
[12] Schechter I, Berger A. On the size of the active site in proteases. I. Papain. Biochem Biophys Res Commun 1967; 27: 157–162.
[13] Wilczynska M, Fa M, Karolin J, Ohlsson PI, Johansson LB, Ny T. Structural insights into serpin-protease complexes reveal the inhibitory mechanism of serpins. Nat Struct Biol 1997; 4: 354–357.
[14] Mast AE, Enghild JJ, Pizzo SV, Salvesen G. Analysis of the plasma elimination kinetics and conformational stabilities of native, proteinase-complexed, and reactive site cleaved serpins: comparison of alpha 1-proteinase inhibitor, alpha 1-antichymotrypsin, antithrombin III, alpha 2-antiplasmin, angiotensinogen, and ovalbumin. Biochemistry 1991; 30: 1723–1730.
[15] Lomas DA, Evans DL, Finch JT, Carrell RW. The mechanism of Z alpha 1-antitrypsin accumulation in the liver. Nature 1992; 357: 605–607.
[16] Llewellyn-Jones CG, Lomas DA, Carrell RW, Stockley RA. The effect of the Z mutation on the ability of alpha 1-antitrypsin to prevent neutrophil mediated tissue damage. Biochim Biophys Acta 1994; 1227: 155–160.
[17] Hubbard RC, Ogushi F, Fells GA, et al. Oxidants spontaneously released by alveolar macrophages of cigarette smokers can inactivate the active site of alpha 1-antitrypsin, rendering it ineffective as an inhibitor of neutrophil elastase. J Clin Invest 1987; 80: 1289–1295.
[18] Geraghty P, Rogan MP, Greene CM, et al. Alpha-1-antitrypsin aerosolised augmentation abrogates neutrophil elastase-induced expression of cathepsin B and matrix metalloprotease 2 *in vivo* and *in vitro*. Thorax 2008; 63: 621–626.
[19] Gross P, Pfitzer EA, Tolker E, Babyak MA, Kaschak M. Experimental emphysema: its production with papain in normal and silicotic rats. Arch Environ Health 1965; 11: 50–58.
[20] Lucey EC, Stone PJ, Breuer R, et al. Effect of combined human neutrophil cathepsin G and elastase on induction of secretory cell metaplasia and emphysema in hamsters, with *in vitro* observations on elastolysis by these enzymes. Am Rev Respir Dis 1985; 132: 362–366.
[21] Kao RC, Wehner NG, Skubitz KM, Gray BH, Hoidal JR. Proteinase 3. A distinct human polymorphonuclear leukocyte proteinase that produces emphysema in hamsters. J Clin Invest 1988; 82: 1963–1973.
[22] Stockley RA, Burnett D. Alpha,-antitrypsin and leukocyte elastase in infected and noninfected sputum. Am Rev Respir Dis 1979; 120: 1081–1086.
[23] Lesser M, Padilla ML, Cardozo C. Induction of emphysema in hamsters by intratracheal instillation of cathepsin B. Am Rev Respir Dis 1992; 145: 661–668.
[24] Hautamaki RD, Kobayashi DK, Senior RM, Shapiro SD. Requirement for macrophage elastase for cigarette smoke-induced emphysema in mice. Science 1997; 277: 2002–2004.
[25] Aoshiba K, Yokohori N, Nagai A. Alveolar wall apoptosis causes lung destruction and emphysematous changes. Am J Respir Cell Mol Biol 2003; 28: 555–562.
[26] Taraseviciene-Stewart L, Scerbavicius R, Choe KH et al. An animal model of autoimmune emphysema. Am J Respir Crit Care Med 2005; 171: 734–742.
[27] Lee SH, Goswami S, Grudo A et al. Antielastin autoimmunity in tobacco smoking-induced emphysema. Nat Med 2007; 13: 567–569.
[28] Burnett D, Abrahamson M, Devalia JL, Sapsford RJ, Davies RJ, Buttle DJ. Synthesis and secretion of procathepsin B and cystatin C by human bronchial epithelial cells *in vitro*: modulation of cathepsin B activity by neutrophil elastase. Arch Biochem Biophys 1995; 317: 305–310.
[29] Ferry G, Lonchampt M, Pennel L, de Nanteuil G, Canet E, Tucker GC. Activation of MMP-9 by neutrophil elastase in an *in vivo* model of acute lung injury. FEBS Lett 1997; 402: 111–115.
[30] Okada Y, Nakanishi I. Activation of matrix metalloproteinase 3 (stromelysin) and matrix metalloproteinase 2 ('gelatinase') by human neutrophil elastase and cathepsin G. FEBS Lett 1989; 249: 353–356.
[31] Itoh Y, Nagase H. Preferential inactivation of tissue inhibitor of metalloproteinases-1 that is bound to the precursor of matrix metalloproteinase 9 (progelatinase B) by human neutrophil elastase. J Biol Chem 1995; 70: 16518–16521.
[32] Yang JJ, Kettritz R, Falk RJ, Jennette JC, Gaido ML. Apoptosis of endothelial cells induced by the neutrophil serine proteases proteinase 3 and elastase. Am J Pathol 1996; 149: 1617–1626.
[33] Geraghty P, Rogan MP, Greene CM et al. Neutrophil elastase up-regulates cathepsin B and matrix metalloprotease-2 expression. J Immunol 2007; 178: 5871–5878.
[34] Parker JC, Falgout HJ, Parker RE, Granger DN, Taylor AE. The effect of fluid volume loading on exclusion of interstitial albumin and lymph flow in the dog lung. Circ Res 1979; 45: 440–450.
[35] Liou TG, Campbell EJ. Nonisotropic enzyme-inhibitor interactions: a novel nonoxidative mechanism for quantum proteolysis by human neutrophils. Biochemistry 1995; 34: 16171–16177.
[36] Liou TG, Campbell EJ. Quantum proteolysis resulting from release of single granules by human neutrophils: a novel, nonoxidative mechanism of extracellular proteolytic activity. J Immunol 1996; 157: 2624–2631.
[37] Campbell EJ, Campbell MA, Boukedes SS, Owen CA. Quantum proteolysis by neutrophils: implications for pulmonary emphysema in alpha 1-antitrypsin deficiency. J Clin Invest 1999; 104: 337–344.
[38] Brantly ML, Wittes JT, Vogelmeier CF, Hubbard RC, Fells GA, Crystal RG. Use of a highly purified alpha 1-antitrypsin standard to establish ranges for the common normal and deficient alpha 1-antitrypsin phenotypes. Chest 1991; 100: 703–708.

39 Turino GM, Barker AF, Brantly ML et al. Clinical features of individuals with PI*SZ phenotype of alpha 1-antitrypsin deficiency. alpha 1-Antitrypsin Deficiency Registry Study Group. Am J Respir Crit Care Med 1996; 154: 1718–1725.
40 Ogushi F, Fells GA, Hubbard RC, Straus SD, Crystal RG. Z-type alpha 1-antitrypsin is less competent than M1-type alpha 1-antitrypsin as an inhibitor of neutrophil elastase. J Clin Invest 1987; 80: 1366–1374.
41 Cepinskas G, Noseworthy R, Kvietys PR. Transendothelial neutrophil migration. Role of neutrophil-derived proteases and relationship to transendothelial protein movement. Circ Res 1997; 81: 618–626.
42 Morrison HM, Kramps JA, Burnett D, Stockley RA. Lung lavage fluid from patients with alpha 1-proteinase inhibitor deficiency or chronic obstructive bronchitis: anti-elastase function and cell profile. Clin Sci (Lond) 1987; 72: 373–381.
43 Noguera A, Batle S, Miralles C et al. Enhanced neutrophil response in chronic obstructive pulmonary disease. Thorax 2001; 56: 432–437.
44 Woolhouse IS, Bayley DL, Lalor P, Adams DH, Stockley RA. Endothelial interactions of neutrophils under flow in chronic obstructive pulmonary disease. Eur Respir J 2005; 25: 612–617.
45 Goetzl EJ. Modulation of human neutrophil polymorphonuclear leucocyte migration by human plasma alpha-globulin inhibitors and synthetic esterase inhibitors. Immunology 1975; 29: 163–174.
46 Stockley RA, Shaw J, Afford SC, Morrison HM, Burnett D. Effect of alpha-1-proteinase inhibitor on neutrophil chemotaxis. Am J Respir Cell Mol Biol 1990; 2: 163–170.
47 Lomas DA, Stone SR, Llewellyn-Jones C et al. The control of neutrophil chemotaxis by inhibitors of cathepsin G and chymotrypsin. J Biol Chem 1995; 270: 23437–23443.
48 Chen HC, Lin HC, Liu CY et al. Neutrophil elastase induces IL-8 synthesis by lung epithelial cells via the mitogen-activated protein kinase pathway. J Biomed Sci 2004; 11: 49–58.
49 Hubbard RC, Fells G, Gadek J, Pacholok S, Humes J, Crystal RG. Neutrophil accumulation in the lung in alpha 1-antitrypsin deficiency. Spontaneous release of leukotriene B4 by alveolar macrophages. J Clin Invest 1991; 88: 891–897.
50 Woolhouse IS, Bayley DL, Stockley RA. Sputum chemotactic activity in chronic obstructive pulmonary disease: effect of alpha(1)-antitrypsin deficiency and the role of leukotriene B(4) and interleukin 8. Thorax 2002; 57: 709–714.
51 Stockley RA, Bayley DL, Unsal I, Dowson LJ. The effect of augmentation therapy on bronchial inflammation in alpha1-antitrypsin deficiency. Am J Respir Crit Care Med 2002; 165: 1494–1498.
52 Parmar JS, Mahadeva R, Reed BJ et al. Polymers of alpha (1)-antitrypsin are chemotactic for human neutrophils: a new paradigm for the pathogenesis of emphysema. Am J Respir Cell Mol Biol 2002; 26: 723–730.
53 Mahadeva R, Atkinson C, Li Z et al. Polymers of Z alpha1-antitrypsin co-localize with neutrophils in emphysematous alveoli and are chemotactic *in vivo*. Am J Pathol 2005; 166: 377–386.
54 Churg A, Wang RD, Tai H, Wang X, Xie C, Wright JL. Tumor necrosis factor-alpha drives 70% of cigarette smoke-induced emphysema in the mouse. Am J Respir Crit Care Med 2004; 170: 492–498.
55 Churg A, Wang RD, Xie C, Wright JL. alpha-1-Antitrypsin ameliorates cigarette smoke-induced emphysema in the mouse. Am J Respir Crit Care Med 2003; 168: 199–207.
56 Churg A, Wang X, Wang RD, Meixner SC, Pryzdial EL, Wright JL. Alpha1-antitrypsin suppresses TNF-alpha and MMP-12 production by cigarette smoke-stimulated macrophages. Am J Respir Cell Mol Biol 2007; 37: 144–151.
57 Dirksen A, Piitulainen E, Parr DG, et al. Exploring the role of CT densitometry: a randomised study of augmentation therapy in alpha-1-antitrypsin deficiency. Eur Respir J 2009; 33: 1345–1353.

2.3 Alpha-1-Antitrypsin: Ein Akute-Phase-Protein mit antiinflammatorischen und immunmodulierenden Eigenschaften

Sabina Janciauskiene
Medizinische Hochschule Hannover,
Abteilung Pneumologie, 30625 Hannover

Natives Alpha-1-Antitrypsin (AAT)

Bis vor Kurzem wurden die meisten positiven Wirkungen von AAT auf dessen Inhibition der Neutrophilen-Elastase zurückgeführt. Den neuesten Studien zufolge ist AAT auch in der Lage, intrazelluläre Proteasen zu hemmen. So z.B. die Matriptase, eine Serin-Protease auf der Zelloberfläche, die an der Aktivierung der epithelialen Natriumkanäle beteiligt ist [1]. Die Feststellung, dass AAT *in vitro* die katalytische Domäne der Matriptase inaktiviert und den epithelialen Natriumtransport sowohl *in vitro* als auch *in vivo* blockiert [2,3], stützt zusätzlich die These, dass die Inhibition der Matriptase durch AAT einen pharmakologisch nutzbaren Ansatzpunkt für die Verbesserung der mukoziliären Reinigung sowohl bei COPD als auch bei zystischer Fibrose bietet. Mehrere Studien belegen eine direkte Hemmwirkung von AAT auf die Aktivität der intrazellulären Zystein-Protease Caspase-3, die eine wesentliche Rolle beim programmierten Zelltod spielt [4,5]. AAT scheint somit ein wichtiger Regulator der proteolytischen Reaktionen zu sein, die bei der Apoptose und beim oxidativen Stress ablaufen. Zusammen genommen unterstreichen die neuen Befunde, dass AAT möglicherweise an verschiedenen proteolytischen Reaktionswegen beteiligt ist und dass die Anti-Protease-Aktivität der Substanz breiter gefächert ist als früher angenommen.

Mehrere Studien stützen die These, dass sich das Aktivitätsspektrum von AAT nicht auf die Protease-Inhibition beschränkt. So wurde beispielsweise berichtet, dass AAT an die von enteropathogenen *Escherichia coli* sezernierten Proteine (EspB, EspD) bindet und auf diese Weise deren hämolysierende Wirkung auf die Erythrozyten reduziert [6]. Ebenso wurde beobachtet, dass eine Wechselwirkung zwischen AAT und dem Protozoon *Cryptosporidium parvum* die Infektion mit diesem Parasiten verhindert; dies spricht für eine potenzielle Rolle von AAT bei der Beherrschung von Cryptosporidiosen [7]. Darüber hinaus konnte bei einem Rattenmodell der chronischen *Pseudomonas-aeruginosa*-Lungeninfektion [8] und bei Patienten mit zystischer Fibrose [9] durch Inhalation eines AAT-Aerosols die bakterielle Proliferation supprimiert werden. Diese Beobachtungen deuten auf eine mögliche antibakterielle Wirkung von AAT hin. Diese Vermutung wird durch klinische Studien gestützt, in denen eindeutig nachgewiesen wurde, dass Personen mit ererbtem AAT-Mangel anfälliger für bakterielle Infektionen sind und dass die Augmentationstherapie mit AAT die Inzidenz von Lungeninfektionen bei Patienten mit AATM-bedingtem Emphysem signifikant reduziert [10].

Kürzlich wurde nachgewiesen, dass AAT das endotoxinstimulierte TNF-α inhibiert und die Expression von IL-10 in menschlichen Monozyten stimuliert; diese Wirkungen werden durch die Signaltätigkeit im Regelkreis der antiinflammatorischen cAMP-abhängigen Proteinkinase A vermittelt, ein Mechanismus, den man sich bei einer Reihe antiinflammatorischer Arzneimittel zunutze macht, die zur COPD-Behandlung eingesetzt und/oder zurzeit für diesen Zweck entwickelt werden [11]. Auch in Genexpressionsstudien an primären humanen Endothelzellen der Mikrogefäße in der Lunge zeigte AAT ein breites antiinflammatorisches Profil, das u. a. die Suppression der selbst-induzierten TNFα-Expression einschloss [12]. AAT könnte somit ein wichtiger Regulator der TNFα-gesteuerten Entzündung sein, indem es entweder die Selbstexpression von TNFα moduliert oder die Bildung von IL-10 induziert. Tierstudien lieferten weitere Beweise dafür, dass die antiinflammatorischen Wirkungen einer AAT-Therapie bei diabetischen Mäusen mit allogener Inselzelltransplantation die Lebensdauer der Grafts und die Phase der Normoglykämie verlängern [13, 14]. Diese antiinflammatorischen Funktionen von AAT, die nicht durch die Protease-Inhibition bedingt sind, lassen auf eine Rezeptor-vermittelte Aufnahme von AAT in das Zellinnere schließen und liefern weitere Beweise dafür, dass AAT eine breite Schutzfunktion gegen Schädigungen nicht nur der Lunge, sondern auch anderer Organe besitzt.

Posttranslationale Modifikationen des Alpha-1-Antitrypsin-Moleküls

Die strukturellen Eigenschaften von Alpha-1-Antitrypsin (AAT), die diesem seine Aktivität als Protease-Inhibitor verleihen, machen das Molekül extrem anfällig für Mutationen und posttranslationale Modifikationen infolge von Komplexbildung mit anderen Proteinen, Oxidation, Spaltung, Polymerisierung u. a. Beispielsweise wurde festgestellt, dass Komplexe aus AAT und anderen Proteinen mit spezifischen Erkrankungen assoziiert sind. So wurden im Serum von Patienten mit Myelom und Bence-Jones-Proteinämie Komplexe entdeckt, die aus AAT und der leichten Kappa-Kette von Immunglobulinen bestehen [15]. Im Plasma von Diabetikern wurden Komplexe aus AAT und Faktor XI a, AAT und Hitzeschockprotein-70 (HSP70) sowie glykosylierte Formen von AAT [16–18], im Serum und in der Synovialflüssigkeit von Patienten mit rheumatoider Arthritis, systemischem Lupus erythematodes und ankylosierender Spondylitis hohe Konzentrationen von Komplexen aus Immunglobulin A (IgA) und AAT nachgewiesen [19].

Die am Entzündungsort erzeugten Oxidanzien und Proteasen haben die Fähigkeit zur Inaktivierung und Fragmentierung von AAT. Die oxidative Inaktivierung von AAT (am Methionin-Rest), zusammen mit einer durch die Neutrophilen vermittelten verstärkten Gewebsproteolyse, ist vermutlich bei der Pathogenese des Emphysems von Bedeutung [20]. Oxidiertes AAT (oxAAT) ist als Protease-Inhibitor inaktiv und verstärkt sogar die entzündliche Reaktion, indem es die funktionellen Aktivitäten von strukturrelevanten und Entzündungszellen direkt beeinträchtigt oder mit anderen Substanzen wie z. B. IgA oder Low-Density-Lipoproteinen interagiert [21]. Einige von Bakterien (z. B. *S. marcescens* oder *S. aureus*) produzierte Metalloproteasen spalten oxAAT viel rascher als natives AAT, sodass zwischen Oxidations- und Proteolyse-Prozessen in manchen Fällen ein Synergismus besteht. AAT-Fragmente wurden aus menschlicher Galle, atherosklerotischen Plaques, Urin und Plasma isoliert [22, 23], und es wurde nachgewiesen, dass sie den Fettstoffwechsel und die Aktivierung von Entzündungszellen regulieren

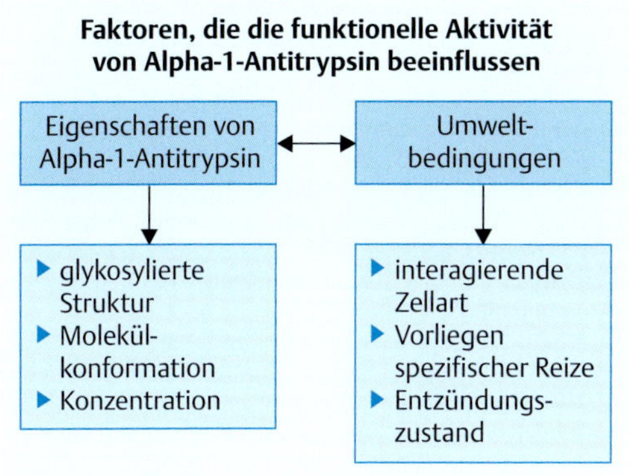

Abb. 2.**7** Faktoren und Bedingungen, die sich auf die biologische Aktivität von AAT auswirken.

und sogar die HIV-1-Expression beim Menschen inhibieren [24,25]. Mehrere neue Studien sprechen dafür, dass die AAT-Peptide eine neue Klasse antiviraler Substanzen darstellen [25,26].

Außer für Spaltungsprozesse ist AAT auch anfällig für Konformationsänderungen, die die Bildung stabiler intermolekularer Komplexe ermöglichen und zur Polymerisierung führen können. Bei AAT-Mangel vom Z-Typ wirkt sich eine Mutation, die nur eine einzige Aminosäure betrifft (Austausch von Glu-342 gegen Lys) so störend auf die Faltung und die Tertiärstruktur von AAT aus, dass es zur spontanen Polymerisierung und zur intrazellulären Retention statt zur Sekretion kommt [27] (siehe Kap. 2.1). Die Polymerisierung von Z-AAT kann intrahepatisch ebenso wie extrahepatisch erfolgen, und die AAT-Polymere haben chemotaktische und proinflammatorische Eigenschaften [28,29]. Die Polymerisierung begünstigt andererseits die Spaltung von AAT und/oder die Wechselwirkungen zwischen diesem und anderen Molekülen, wobei diese neuen Nebenprodukte wiederum die Entzündungsprozesse stimulieren können. Es wird vermutet, dass die Polymerisierung von AAT mit der Bildung von AAT-Dimeren beginnt, und dass diese Extension von Oligomeren ein allgemeines Modell für die Bildung von Fibrillen und Amyloid-Ablagerungen bei Erkrankungen mit Konformationsstörungen darstellt [30]. Alle genannten posttranslationalen Modifikationen von AAT führen zu einem funktionellen AAT-Mangel, selbst wenn der AAT-Spiegel normal ist. Die modifizierten AAT-Formen wirken selbst proinflammatorisch und tragen zum Krankheitsprozess bei. Zusammen genommen entstehen durch die ungewöhnlichen physikalischen Eigenschaften von AAT und ihr komplexes Zusammenspiel mit Umweltfaktoren neue Formen dieses Moleküls mit physiologischen Eigenschaften, die weit über die Aktivitäten eines Protease-Inhibitors hinausgehen (Abb. 2.**7**).

Literatur

1 Tseng IC, Chou FP, Su SF, Oberst M, Madayiputhiya N, Lee MS, Wang JK, Sloane DE, Johnson M, Lin CY. Purification from human milk of matriptase complexes with secreted serpins: mechanism for inhibition of matriptase other than HAI-1. Am J Physiol Cell Physiol 2008; 295: 423–431.

2 Janciauskiene S, Nita I, Subramaniyam D, Li Q, Lancaster JR Jr, Matalon S. Alpha-1-Antitrypsin inhibits the activity of the matriptase catalytic domain *in vitro*. Am J Respir Cell Mol Biol 2008; 39: 631–637.

3 Lazrak A, Nita I, Subramaniyam D, Wei S, Song W, Ji H, Janciauskiene S, Matalon S. Alpha-1-Antitrypsin inhibits epithelial Na^+ transport *in vitro* and *in vivo*. Am J Respir Cell Mol Biol 2009; 41: 261 – 270

4 Petrache I, Fijalkowska I, Medler TR, Skirball J, Cruz P, Zhen L, Petrache HI, Flotte TR, Tuder RM. alpha-1 Antitrypsin inhibits caspase-3 activity, preventing lung endothelial cell apoptosis. Am J Pathol 2006; 169: 1155–1166.

5 Zhang B, Lu Y, Campbell-Thompson M, Spencer T, Wasserfall C, Atkinson M, Song S. Alpha1-antitrypsin protects beta-cells from apoptosis. Diabetes 2007; 56: 1316–1323.

6 Knappstein S, Ide T, Schmidt MA, Heusipp G. Alpha-1-Antitrypsin binds to and interferes with functionality of EspB from atypical and typical enteropathogenic *Escherichia coli* strains. Infect Immun 2004; 72: 4344–4350.

7 Forney JR, Yang S, Healey MC. Interaction of the human serine protease inhibitor alpha-1-antitrypsin with *Cryptosporidium parvum*. J Parasitol 1996; 82: 496–502.

8 Cantin AM, Woods DE. Aerosolized prolastin suppresses bacterial proliferation in a model of chronic *Pseudomonas aeruginosa* lung infection. Am J Respir Crit Care Med 1999; 160: 1130–1135.

9 Griese M et al. Alpha-1-Antitrypsin inhalation reduces airway inflammation in cystic fibrosis patients Eur Respir J 2007; 29: 240–250.

10 Janciauskiene S, Stivens T, Blanco I. New insights into the protective effects of 1-antitrypsin in chronic obstructive pulmonary disease. Current Respiratory Medicine Reviews 2007; 3: 147–158.

11 Janciauskiene SM, Nita IM, Stevens T. Alpha-1-Antitrypsin, old dog, new tricks. Alpha1-Antitrypsin exerts *in vitro* anti-inflammatory activity in human monocytes by elevating cAMP. J Biol Chem 2007; 282: 8573–8582.

12 Subramaniyam D, Virtala R, Pawłowski K, Clausen IG, Warkentin S, Stevens T, Janciauskiene S. TNF-alpha-induced self expression in human lung endothelial cells is inhibited by native and oxidized alpha1-antitrypsin. Int J Biochem Cell Biol 2008; 40: 258–271.

13 Lewis EC, Mizrahi M, Toledano M, Defelice N, Wright JL, Churg A, Shapiro L, Dinarello CA. alpha1-Antitrypsin monotherapy induces immune tolerance during islet allograft transplantation in mice. Proc Natl Acad Sci USA 2008; 105: 16236–16241.

[14] Koulmanda M, Bhasin M, Hoffman L, Fan Z, Qipo A, Shi H, Bonner-Weir S, Putheti P, Degauque N, Libermann TA, Auchincloss H jr, Flier JS, Strom TB. Curative and beta cell regenerative effects of alpha1-antitrypsin treatment in autoimmune diabetic NOD mice. Proc Natl Acad Sci USA 2008; 105: 16242–16247.

[15] Laurell CB, Thulin E. Complexes in plasma between light chain kappa immunoglobulins and alpha 1-antitrypsin respectively prealbumin. Immunochemistry 1974; 11: 703–709.

[16] Murakami T, Komiyama Y, Masuda M et al. Evaluation of factor XIa-alpha-1-antitrypsin in plasma, a contact phase-activated coagulation factor-inhibitor complex, in patients with coronary artery disease. Arterioscler Thromb Vasc Biol 1995; 15: 1107–1113.

[17] Austin GE, Mullins RH, Morin LG. Non-enzymic glycation of individual plasma proteins in normoglycemic and hyperglycemic patients. Clin Chem 1987; 33: 2220–2224.

[18] Finotti P, Pagetta A. A heat shock protein70 fusion protein with alpha1-antitrypsin in plasma of type 1 diabetic subjects. Biochem Biophys Res Commun 2004; 315: 297–305.

[19] Scott LJ, Evans EL, Dawes PT et al. Comparison of IgA-alpha1-antitrypsin levels in rheumatoid arthritis and seronegative oligoarthritis: complex formation is not associated with inflammation per se. Br J Rheumatol 1998; 37: 398–404.

[20] Hubbard RC, Ogushi F, Fells GA et al. Oxidants spontaneously released by alveolar macrophages of cigarette smokers can inactivate the active site of alpha 1-antitrypsin, rendering it ineffective as an inhibitor of neutrophil elastase. J Clin Invest 1987; 80: 1289–1295.

[21] Scott LJ, Russell GI, Nixon NB, et al. Oxidation of alpha1-proteinase inhibitor by the myeloperoxidase-hydrogen peroxidase system promotes binding to immunoglobulin A. Biochem Biophys Res Commun 1999; 255: 562–567.

[22] Johansson J, Grondal S, Sjovall J, et al. Identification of hydrophobic fragments of alpha 1-antitrypsin and C1 protease inhibitor in human bile, plasma and spleen. FEBS Lett 1992; 299: 146–148.

[23] Dichtl W, Moraga F, Ares MP et al. The carboxyl-terminal fragment of alpha1-antitrypsin is present in atherosclerotic plaques and regulates inflammatory transcription factors in primary human monocytes. Mol Cell Biol Res Commun 2000; 4: 50–61.

[24] Gerbod-Giannone MC, Del Castillo-Olivares A, Janciauskiene S et al. Suppression of cholesterol 7alpha-hydroxylase transcription and bile acid synthesis by an alpha1-antitrypsin peptide via interaction with alpha1-fetoprotein transcription factor. J Biol Chem 2002; 277: 42973–42980.

[25] Congote LF.The C-terminal 26-residue peptide of serpin A1 is an inhibitor of HIV-1. Biochem Biophys Res Commun 2006; 343: 617–622.

[26] Poveda E. Discovery of VIRIP – a natural HIV entry inhibitor. AIDS Rev 2007; 9: 126.

[27] Dafforn TR, Mahadeva R, Elliott PR, et al. A kinetic mechanism for the polymerization of alpha1-antitrypsin. J Biol Chem 1999; 274: 9548–9555.

[28] Lomas DA, Carrell RW. Serpinopathies and the conformational dementias. Nat Rev Genet 2002, 3: 759–768.

[29] Mahadeva R, Atkinson C, Li Z et al. Polymers of Z alpha1-antitrypsin co-localize with neutrophils in emphysematous alveoli and are chemotactic *in vivo*. Am J Pathol 2005; 166: 377–386.

[30] Zhou A, R Carrell. Dimers initiate and propagate serine protease inhibitor polymerisation. J Mol Biol 2008; 375: 36–42.

3 Labordiagnose des AATM

Robert Bals
Innere Medizin V – Pneumologie, Allergologie, Beatmungs- und Umweltmedizin,
Universitätsklinikum des Saarlandes, Geb. 91, 66421 Homburg/Saar

3.1 Einleitung

Der AAT-Mangel (AATM) gehört zu den häufigen potenziell letalen genetischen Erkrankungen bei Kaukasiern; seine Prävalenz ist mit der der zystischen Fibrose vergleichbar. Auf der Grundlage von Prävalenzdaten aus verschiedenen Studien wurde errechnet, dass es weltweit schätzungsweise 116 Millionen Genträger und 1,1 Millionen Personen mit schwerem AATM gibt [1]. Der AATM wird bei weitem zu selten diagnostiziert, und wenn, dann häufig mit einer Verzögerung um mehrere Jahre. Aktuellen Erhebungen zufolge sind die Patienten bei der Diagnose im Durchschnitt 45,5 Jahre alt [2]. Die häufigsten Symptome bei der Erstpräsentation sind unspezifisch: Dyspnoe, keuchende Atmung, Husten und Bronchitis [3,4]. Ein Grund für die Unterdiagnostizierung des AATM und die Verzögerung der Diagnose besteht darin, dass bei diesen unspezifischen Symptomen nicht an eine seltene Erkrankung als Ursache gedacht wird.

Die Diagnose eines AATM wurde in der Vergangenheit anhand der Ergebnisse einer Serumprotein-Elektrophorese und des Nachweises einer fehlenden Alpha-1-Bande gestellt (Abb. 3.**1**). In den letzten Jahren wurden neue diagnostische Verfahren entwickelt und andere diagnostische Strategien verfolgt: Als „diagnostische Testung“ wird der Prozess bezeichnet, mit dem analysiert wird, ob bei symptomatischen Patienten ein AATM vorliegt, die Bezeichnung „prädispositionale Testung“ bezieht sich auf die Untersuchung von Personen mit hohem AATM-Risiko (hierfür wird auch der Begriff „gezieltes Screening“ verwendet), und „Screening“ ist eine bevölkerungsbasierte Testung, bei der Personen analysiert werden, die kein erhöhtes AATM-Risiko aufweisen. Bei der Testung auf AATM werden verschiedene Verfahren zur Bestimmung der Plasma- oder Serumwerte, des Phänotyps (Feststellung der Proteinvarianten mittels isoelektrischer Fokussierung) und des Genotyps (durch Analyse der Genstruktur, d.h. der DNA-Sequenz des SERPINA1-Gens, das für das AAT-Protein kodiert) angewendet.

Mittlerweile wurden mehr als 100 verschiedene genetische Varianten identifiziert, doch weisen 95% aller klinisch relevanten Fälle den Genotyp PiZZ auf [5]. Der Genotyp korreliert eng mit dem AAT-Spiegel im Serum und dieser wiederum mit der Anfälligkeit für Lungenerkrankungen (Tabelle 3.1). Die AATM-assoziierten Lebererkrankungen werden durch direkte toxische Wirkungen des fehlgefalteten AAT in den Hepatozyten verursacht. Aus diesem Grund sind nur bestimmte Mutationen (z. B. Z, M_{malton}, S_{iiyama}) mit einer Prädisposition für die Entwicklung von Lebererkrankungen verbunden [5,6]. Die Kenntnis des Phänotyps

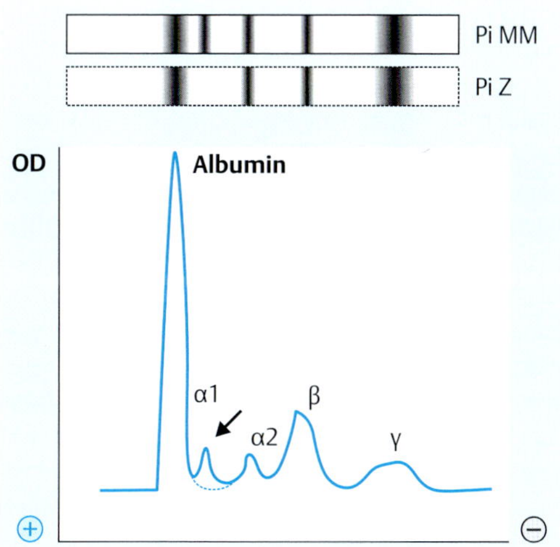

Abb. 3.**1** Elektrophorese der Serumproteine. Dargestellt sind die Ergebnisse einer klassischen Gel-Elektrophorese des Serums von einer Person mit AAT-Mangel. Die Alpha-1-Zone ist abgeflacht und zeigt den Mangel an AAT, des Hauptproteins in diesem Bereich (gestrichelte Linie). OD = optische Dichte.

Tabelle 3.1 Die häufigsten Genotypen mit den dazu gehörigen AAT-Serumspiegeln und dem assoziierten Emphysem-Risiko [10].

Phenotyp	AAT-Serumspiegel µmol/L	mg/dL	Risiko von Lungenerkrankungen	Risiko von Lebererkrankungen
Pi MM	20–48	150–350	kein Risiko	kein Risiko
Pi MZ	17–33	90–210	minimales Risiko	minimales Risiko
Pi SS	15–33	100–200	geringes Risiko	kein Risiko
Pi SZ	8–16	75–120	geringes Risiko	minimales Risiko
Pi ZZ	2,5–7	20–45	hohes Risiko	hohes Risiko
Null	0	0	hohes Risiko	abhängig von der Mutation

und des Genotyps ist daher klinisch bedeutsam für die Prognose potenziell beeinträchtigter Organsysteme.

Der AATM wird häufig erst mit erheblicher Verzögerung diagnostiziert. Hauptgründe hierfür sind wahrscheinlich seine Seltenheit und, als Folge davon, die geringe Aufmerksamkeit, die die Ärzte dieser Erkrankung schenken. Darüber hinaus lässt sich die Diagnose nicht mit einfachen Verfahren stellen. Die Labordiagnose beschränkt sich in den meisten Fällen nicht auf einen Schritt bzw. einen Test. Die Frühdiagnose dieser genetisch bedingten Prädisposition ist in mehrfacher Hinsicht von Bedeutung. Erstens können Veränderungen der Lebensweise die Progression der Erkrankung verlangsamen. Die wichtigste Veränderung ist die Raucherentwöhnung, aber wahrscheinlich trägt auch die Wahl eines staubfreien beruflichen Umfeldes dazu bei. Drei Studien auf der Grundlage von Screening-Programmen für Neugeborene stützen die Auffassung, dass es die betroffenen Patienten häufig davon abhält, mit dem Rauchen zu beginnen, wenn sie wissen, dass sie Träger mutierter AAT-Gene sind [7, 8, 9]. Zweitens kann der AAT-Mangel, wenn er diagnostiziert ist, engmaschig überwacht werden mit dem Ziel, Manifestationen der Erkrankung frühzeitig zu entdecken und ihr optimales Management sicherzustellen. Und drittens ist laut Antitrypsin-Leitlinien bei bestimmten Patientengruppen eine Substitutionstherapie möglich [10].

Diagnostische Tests können in verschiedenen Settings angewendet werden. Bis heute wurden mehr als 20 Screening-Studien veröffentlicht (Review in [11]). In den Jahren 1972–1974 wurden im Rahmen der Sverger-Studie 200 000 Säuglinge gescreent und darunter 127 mit PiZZ-Konstellation identifiziert, die danach regelmäßig kontrolliert wurden [12]. Studien zum gezielten Nachweis richten den Fokus auf eine Population mit erhöhtem Risiko für das Vorhandensein von AATM-Allelen. Diese Studien wurden im Setting einer einzigen medizinischen Einrichtung durchgeführt, oder sie erstreckten sich über eine bestimmte geografische Region und waren mit Kampagnen zur Schärfung der Aufmerksamkeit bezüglich AATM gekoppelt (Review in [11]).

3.2 Diagnostische Verfahren und Algorithmen

Leitlinien für Diagnose und Management des AATM wurden 2003 von der ERS/ATS veröffentlicht [10]. Diese Leitlinien beinhalten auch einen umfassenden Überblick über die diagnostischen Strategien. Das optimale Vorgehen bei der Labortestung einer bestimmten Person ist nicht genau definiert und hängt von vielen Faktoren ab, z. B. der Art der Testung (Screening, diagnostische Testung etc.) und den vor Ort verfügbaren Verfahren. Verschiedene Algorithmen wurden vorgeschlagen [3, 13, 14]. Die meisten Autoren empfehlen die Kombination verschiedener Methoden. Die Genotypisierung sollte mit der Bestimmung des AAT-Serumspiegels und, wenn möglich, mit der Phänotypisierung mittels isoelektrischer Fokussierung (IEF) kombiniert werden, insbesondere wenn Geno- und Phänotypisierung zu widersprüchlichen Ergebnissen führen. Soweit verfügbar, ist wahrscheinlich die Bestimmung des AAT-Serumspiegels bei Personen ohne entzündliche Erkrankung die beste und billigste initiale Untersuchung zur Erkennung eines schweren AATM

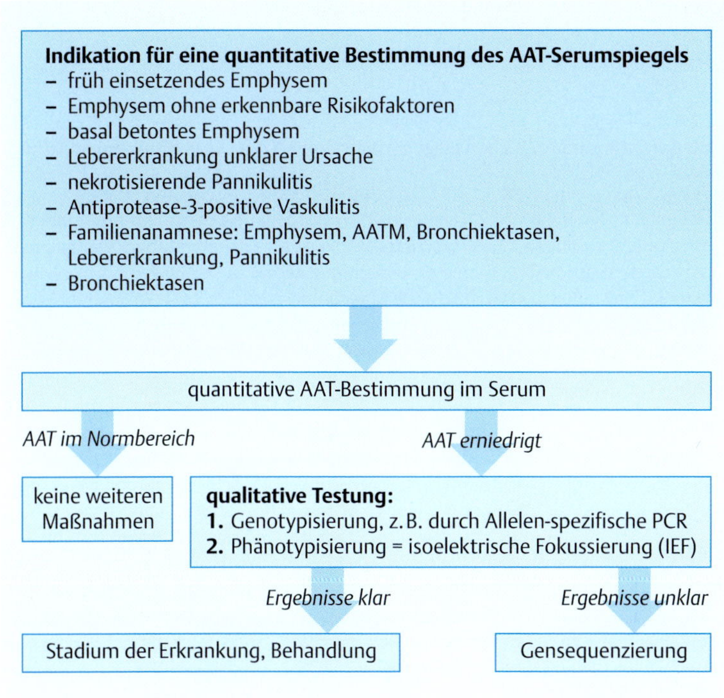

Abb. 3.**2** Diagnostischer Algorithmus auf der Grundlage der ATS/ERS-Empfehlungen.

[15]. Die ATS/ERS-Leitlinien enthalten einen umfassenden Überblick über die Testverfahren und ihre Anwendung in der klinischen Praxis. Ein spezielles Thema ist die Indikation für die Testung. Abb. 3.**2** fasst die Empfehlungen für die quantitative Bestimmung des AAT-Serumspiegels zusammen. Die Leitlinien unterscheiden weiter 3 verschiedene Zwecke der genetischen Testung: die diagnostische Testung, die prädispositionale Testung und die Beurteilung des Trägerstatus bei Kinderwunsch. Der Typ der jeweiligen Empfehlung wird in folgenden Stufen angegeben: A = Eine Testung wird empfohlen, B = Die Möglichkeit einer Testung sollte besprochen werden, C = Eine Testung wird nicht empfohlen und D = Es wird empfohlen, keine Testung durchzuführen. Die Empfehlungen sind in Tab. 3.**2** zusammengefasst. Abb. 3.**2** enthält eine Zusammenfassung für das diagnostische Vorgehen auf der Grundlage der in den Leitlinien enthaltenen Empfehlungen.

3.3 Diagnostische Verfahren

Die Diagnose erfolgt zurzeit an verschiedenen Materialien. Klassischerweise wird der Phänotyp durch IEF des Serums bestimmt und die DNA-Sequenzierung an Material aus Leukozyten des peripheren Blutes durchgeführt. Unlängst wurde in mehreren Studien die Anwendung von Filterpapier mit getrockneten Blutstropfen (dried blood spot – DBS) validiert, ein Verfahren, das eine einfache Konservierung und Versendung ermöglicht [16, 17, 18]. Auch Finger-Stick-Tests für häusliche Testprojekte oder für die Anwendung vor Ort wurden entwickelt [19].

AAT-Spiegel in Plasma und Serum

Die AAT-Konzentration kann durch die sog. Raketenimmunelektrophorese, durch radiale Immundiffusion oder durch Nephelometrie gemessen werden. Diese Tests sind relativ einfach durchzuführen und verursachen nur geringe Kosten. Gegenstand von Diskussionen ist weiterhin der Referenzbereich der Serumkonzentration bei Anwendung verschiedener Verfahren. Die mittels radialer Immundiffusion gemessenen AAT-Spiegel sind ca. 35% zu hoch [20], und auch die Nephelometrie führt zu einer Überschätzung der AAT-Konzentration [10]. Ein hochaufgereinigter Standard, der vom National Institute of Health (NIH) produziert wird, erleichtert die Beurteilung und Kalibrie-

Tabelle 3.2 Empfehlungen bezüglich der genetischen Testung gemäß ATS/ERS-Leitlinien.

Art der genetischen Testung	Empfehlung	Begründung der Empfehlung
A Diagnostische Testung		
1 Symptomatische Erwachsene mit persistierenden Zeichen einer Obstruktion bei der Lungenfunktionsprüfung		
a) Emphysem	Typ A: Eine Testung wird empfohlen; Typ B bei Populationen, in denen die Prävalenz des AAT-Mangels bekanntermaßen viel niedriger ist als in Nordamerika oder Europa (z. B. <<1/3000)	Bei Emphysem-Patienten besteht eine erhebliche Prävalenz des AAT-Mangels, und Beobachtungsstudien sprechen dafür, dass eine Augmentationstherapie bei diesen Patienten wirksam ist. Außerdem sind prophylaktische Maßnahmen möglich (z. B. Raucherentwöhnung und Arbeitsplatzwechsel). Jedoch ist unbekannt, ob die Kenntnis über das Vorliegen einer genetisch bedingten Erkrankung die Erfolgsrate der Raucherentwöhnung beeinflusst. Die Testung kann auch günstige psychische Effekte nach sich ziehen, die hauptsächlich darauf beruhen, dass eine Erklärung für den Krankheitsprozess gefunden ist. Schließlich kann die Diagnose eines AAT-Mangels ökonomischen Nutzen haben, da weitere diagnostische Tests auf andere Erkrankungen nicht mehr durchgeführt zu werden brauchen. Diese nützlichen Effekte überwiegen höchstwahrscheinlich potenziell unerwünschte soziale Effekte.
b) COPD	Typ A: Eine Testung wird empfohlen.	Wie vorher
c) Bronchiektasen	Typ B: Die Möglichkeit einer Testung sollte besprochen werden.	Auf dem Hintergrund widersprüchlicher Studienergebnisse zu der Frage, ob Bronchiektasen eindeutig mit einem AAT-Mangel assoziiert sind, sollte die Möglichkeit einer diagnostischen Testung besprochen werden, weil Bronchiektasen häufig bei Patienten mit AAT-Mangel auftreten und weil der AAT-Mangel eindeutig unterdiagnostiziert ist.
d) Asthma		
(i) Nicht vollständig reversible Atemwegsobstruktion	Typ A: Eine Testung wird empfohlen.	
(ii) Vollständig reversible Atemwegsobstruktion	Typ C: Eine Testung wird nicht empfohlen.	Es gibt keinen Beleg dafür, dass die Wahrscheinlichkeit eines AAT-Mangels bei diesen Patienten erhöht ist.
2 Jugendliche mit persistierender obstruktiver Lungenfunktionsstörung		
	Typ B: Die Möglichkeit einer Testung sollte besprochen werden.	Maßnahmen zur Prävention gesundheitsgefährdender Verhaltensweisen bei dieser Altersgruppe sind erfolgreicher. Dies gilt beispielsweise für Bemühungen um eine Raucherprävention und für die Berufsberatung zu einem Zeitpunkt, zu dem die Jugendlichen aktiv ihre berufliche Zukunft planen. Demgegenüber sind unerwünschte psychische Wirkungen bei Jugendlichen nicht eindeutig nachgewiesen. Eine Empfehlung vom Typ A wird nicht gegeben wegen 1. der geringen Prävalenz persistierender obstruktiver Lungenerkrankungen bei Jugendlichen, 2. Bedenken bezüglich des späteren Rechts der Jugendlichen auf eine autonome Entscheidung und 3. potenziellen Folgen im Sinne einer sozialen Diskriminierung.

Fortsetzung nächste Seite

Tabelle 3.**2** Empfehlungen bezüglich der genetischen Testung gemäß ATS/ERS-Leitlinien. *(Fortsetzung)*

Art der genetischen Testung	Empfehlung	Begründung der Empfehlung
3 Asymptomatische Personen mit persistierender obstruktiver Lungenfunktionsstörung		
a) Es liegen keine Risikofaktoren vor, die die Entwicklung einer AATD-bedingten Lungenerkrankung fördern.	Typ B: Die Möglichkeit einer Testung sollte besprochen werden.	Die Tatsache, dass potenziell unerwünschte psychosoziale Wirkungen auftreten können (auch bei Personen, die als heterozygote Genträger identifiziert wurden), zusammen mit der geringen Wahrscheinlichkeit eines medizinischen Nutzens bei positivem Testergebnis, führt zu der Schlussfolgerung, dass die Testung nur erörtert, aber nicht empfohlen werden sollte.
b) Rauchexposition	Typ A: Eine Testung wird empfohlen.	Ein positives Testergebnis, zusammen mit den Bemühungen des behandelnden Arztes, kann dazu führen, dass die betroffenen Personen das Rauchen aufgeben. Eine Studie ergab jedoch, dass die Kenntnis des genetisch bedingten Risikos zwar die Motivation für eine Raucherentwöhnung verstärkte, die Erfolgsraten jedoch nicht beeinflusst wurden. Mehr Untersuchungen zur Erforschung der Faktoren, die die Erfolgsraten der Raucherentwöhnung beeinflussen, sind erforderlich.
c) Berufliche Exposition	Typ A: Eine Testung wird empfohlen.	Ein positives Testergebnis beeinflusst die betroffene Person bezüglich eines Arbeitsplatzwechsels.
4 Personen mit Lebererkrankung unklarer Genese: Neugeborene, Kinder, Erwachsene		
	Typ A: Die Testung wird empfohlen.	Die Testung kann eine Erklärung der Erkrankung bieten, sie muss jedoch gegen potenziell unerwünschte psychische und soziale Folgen abgewogen werden.
5 Erwachsene mit nekrotisierender Pannikulitus		
	Typ A: Eine Testung wird empfohlen.	Die Testung kann eine Erklärung für die Erkrankung liefern und potenziell mittels Augmentationstherapie behandelt werden.
6 Erwachsene mit Multisystem-Vaskulitis (Anti-PR-3-positive Vaskulitis)		
	Typ B: Die Möglichkeit einer Testung sollte besprochen werden.	Studien belegen einen überzeugenden Zusammenhang zwischen PI*Z-Allel und Anti-PR-3-positiver Vaskulitis; eine Studie ergab, dass ein AAT-Mangel bei Patienten mit Vaskulitis Zeichen eines erhöhten Risikos für einen tödlichen Verlauf sein kann. Die Wirksamkeit einer Augmentationstherapie ist jedoch unbekannt. Auch unerwünschte psychosoziale Effekte müssen berücksichtigt werden.
B Prädispositionale Testung		
1 Personen (Erwachsene und Jugendliche) mit einem Angehörigen mit AAT-Homozygotie (PI*ZZ)		
a) Geschwister	Typ A: Eine Testung wird empfohlen.	* Bei Geschwistern besteht eine Wahrscheinlichkeit von 25 %, dass sie homozygot sind. Das Risiko ist erhöht, wenn die Patienten homozygot sind.

Fortsetzung nächste Seite

Tabelle 3.2 Empfehlungen bezüglich der genetischen Testung gemäß ATS/ERS-Leitlinien. *(Fortsetzung)*

Art der genetischen Testung	Empfehlung	Begründung der Empfehlung
b) Nachkommen	Typ B: Die Möglichkeit einer Testung sollte besprochen werden.	Die Nachkommen können nur homozygot sein, wenn der andere Elternteil mindestens heterozygot ist. Wegen der potenziell niedrigen Prävalenzrate, verbunden mit den potenziellen unerwünschten psychosozialen Wirkungen, sollte über die Möglichkeit einer Testung gesprochen, die Testung aber nicht empfohlen werden. Dies gilt auch, wenn Zeichen einer obstruktiven Lungenfunktionsstörung und/oder Risikofaktoren vorliegen.
c) Eltern	Typ B: Die Möglichkeit einer Testung sollte besprochen werden.	Wenn der Proband homozygot für einen AAT-Mangel ist, muss entweder bei einem oder bei beiden Elternteilen zumindest eine Heterozygotie vorliegen. Der Nachweis, dass auch heterozygote Personen ein erhöhtes Risiko für unerwünschte Auswirkungen auf die Gesundheit aufweisen, macht eine Empfehlung vom Typ B erforderlich.
d) Entfernte Verwandte	Typ B: Die Möglichkeit einer Testung sollte besprochen werden.	Die geringe Wahrscheinlichkeit, dass ein entfernter Verwandter homozygot ist, verbunden mit den potenziellen unerwünschten psychosozialen Wirkungen, macht eine Empfehlung vom Typ B erforderlich.
2 Personen (Erwachsene und Jugendliche) mit einem Angehörigen mit AAT-Heterozygotie		
a) Geschwister	Typ B: Die Möglichkeit einer Testung sollte besprochen werden.	Bei Geschwistern besteht eine 25-prozentige Wahrscheinlichkeit von Heterozygotie, wenn die getestete Person heterozygot für ein AAT-Mangel-Allel ist. Der Nachweis, dass heterozygote Personen ein erhöhtes Risiko für unerwünschte Wirkungen auf die Gesundheit haben können, macht eine Empfehlung vom Typ B erforderlich.
b) Nachkommen	Typ B: Die Möglichkeit einer Testung sollte besprochen werden.	Bei den Nachkommen einer Person mit Heterozygotie besteht eine Wahrscheinlichkeit von 25 %, dass sie ebenfalls heterozygot sind. Der Nachweis, dass auch heterozygote Personen ein erhöhtes Risiko für unerwünschte Auswirkungen auf die Gesundheit haben können, zusammen mit der moderaten Prävalenzrate, macht eine Empfehlung vom Typ B erforderlich.
c) Eltern	Typ B: Die Möglichkeit einer Testung sollte besprochen werden.	Die Prävalenz des AAT-Mangel-Allels ist gering, und wenn der Proband heterozygot ist, kann ein Elternteil entweder heterozygot oder mit normalen Allelen ausgestattet sein. Jedoch macht der Nachweis, dass auch Heterozygote ein erhöhtes Risiko für unerwünschte Auswirkungen auf die Gesundheit aufweisen, eine Empfehlung vom Typ B erforderlich.
d) Entfernte Verwandte	Typ B: Die Möglichkeit einer Testung sollte besprochen werden.	Entfernte Verwandte eines heterozygoten Probanden haben normale AAT-Allelen oder sind höchstens heterozygot. Obwohl die Wahrscheinlichkeit einer Heterozygotie gering ist, macht der Nachweis, dass auch heterozygote Personen ein erhöhtes Risiko für unerwünschte Auswirkungen auf die Gesundheit aufweisen, eine Empfehlung vom Typ B erforderlich.

Fortsetzung nächste Seite

Tabelle 3.2 Empfehlungen bezüglich der genetischen Testung gemäß ATS/ERS-Leitlinien. *(Fortsetzung)*

Art der genetischen Testung	Empfehlung	Begründung der Empfehlung
3 Personen mit positiver Familienanamnese bezüglich obstruktiver Lungen- oder Lebererkrankung		
	Typ B: Die Möglichkeit einer Testung sollte besprochen werden.	Studien ergaben, dass die Prävalenz des PI*ZZ-Genotyps bei Personen mit Lungen- oder Lebererkrankungen unter 3 % bzw. unter 1 % liegt. Die geringe Wahrscheinlichkeit eines AAT-Mangels, zusammen mit den potenziellen unerwünschten psychosozialen Effekten, macht eine Empfehlung vom Typ B erforderlich.
4 Testung von Feten		
	Typ D: Es wird empfohlen, keine Testung durchzuführen.	Durch AAT-Mangel bedingte Erkrankungen gelten nicht als so schwerwiegend, dass eine pränatale genetische Testung erforderlich wäre, da diese Erkrankungen erst im Erwachsenenalter auftreten und die Mortalität bei Kindern mit AAT-Mangel-bedingten Lebererkrankungen gering ist. Auch ist unbekannt, wie groß das Interesse von Personen mit hohem Risiko an einer pränatalen AAT-Gentestung ist. Schließlich bestehen Bedenken, dass das Aufwerfen der Frage nach einer genetischen Testung unbeabsichtigt zu der Schlussfolgerung führen könnte, dass ein Schwangerschaftsabbruch zu erwägen sei.
C Testung auf den Trägerstatus bei Kinderwunsch		
1 Personen mit hohem Risiko für AAT-Mangel-bedingte Erkrankungen		
	Typ B: Die Möglichkeit einer Testung sollte besprochen werden.	Die Optionen für eine Testung sollten besprochen werden, da ein negativer Test Ängste abbauen kann und ein positiver Test den künftigen Eltern die Möglichkeit gibt, sich emotional auf ein Kind mit AAT-Mangel einzustellen oder über die Möglichkeit einer Adoption nachzudenken.
2 Partner von Personen mit AAT-Mangel oder Trägerstatus		
	Typ B: Die Möglichkeit einer Testung sollte besprochen werden.	Dieselbe Begründung wie im vorigen Fall.
D Screening		
1 Neugeborene	Typ D: Es wird empfohlen, keine Testung durchzuführen	Früheren schwedischen Erfahrungen zufolge waren bei Jugendlichen, die bei ihrer Geburt als Träger eines AAT-Mangels identifiziert worden waren, die Raucherraten geringer. Unerwünschte psychische Effekte wurden nicht festgestellt, doch bestanden unerwünschte psychosoziale Effekte bei den Eltern und bezüglich der Mutter-Kind-Bindung.

Fortsetzung nächste Seite

Tabelle 3.**2** Empfehlungen bezüglich der genetischen Testung gemäß ATS/ERS-Leitlinien. *(Fortsetzung)*

Art der genetischen Testung	Empfehlung	Begründung der Empfehlung
2 Jugendliche	Typ D: Es wird empfohlen, keine Testung durchzuführen	Ein Screening-Programm für Jugendliche ist potenziell logischer als ein Screening-Programm für Neugeborene, da Vorbeugungsmaßnahmen zum Zeitpunkt der Testung und vor Aufnahme ungesunder Lebensgewohnheiten (z. B. Rauchen) eingeleitet werden können. Andere Faktoren lassen jedoch die Wünschbarkeit eines solchen Programms problematisch erscheinen. So bestehen beispielsweise Bedenken bezüglich des Potenzials für diskriminierende Auswirkungen und bezüglich der Kosteneffizienz eines solchen Programms. Auch ist unbekannt, welche psychischen Auswirkungen mit der Kenntnis des heterozygoten Trägerstatus verbunden sind. Schließlich kann die Verfügbarkeit einer ausreichenden Beratung problematisch sein, wenn eine große Population getestet wird.
	Typ D: Es wird empfohlen, keine Testung durchzuführen.	* In Ländern mit hoher Prävalenz des AAT-Mangels (ca. 1/1500 oder mehr), hohem Anteil an Rauchern und Existenz ausreichender Beratungsdienste wäre ein freiwilliges Programm akzeptabel.
3 Erwachsene	Typ D: Es wird empfohlen, keine Testung durchzuführen.	Es bestehen Bedenken bezüglich der psychischen Auswirkungen der Testung bei gesunden Erwachsenen ohne vorherige Risikoerhöhung für einen AAT-Mangel, der potenziellen sozial diskriminierenden Effekte und der mit einem derartigen Programm verbundenen Kosten.
	Typ B: Die Möglichkeit einer Testung sollte besprochen werden.	* In Ländern mit hoher Prävalenz des AAT-Mangels (ca. 1/1500 oder mehr), hohem Anteil an Rauchern und Existenz ausreichender Beratungsdienste wäre ein freiwilliges Programm akzeptabel.
4 Raucher mit normalem Spirometriebefund	Typ C: Eine Testung wird nicht empfohlen.	Die geringe Prävalenz eines AAT-Mangels (diese ist sogar geringer als in der Allgemeinbevölkerung, da der normale Spirometriebefund trotz Raucheranamnese ein Zeichen dafür sein kann, dass diese Personen keinen AAT-Mangel aufweisen), in Verbindung mit potenziellen unerwünschten psychosozialen Effekten, macht eine derartige Testung problematisch.

Abkürzungen: AAT = Alpha-1-Antitrypsin, PR-3 = Proteinase-3
* siehe Text

rung der Verfahren. Die angewendeten Methoden müssen validiert sein, um zu gewährleisten, dass der relevante Referenzbereich bestimmt ist und dass dessen Untergrenze eine sensitive Detektion von Personen mit AATM erlaubt.

Die AAT-Konzentration im Serum hängt von vielen Faktoren ab. So induzieren z.B. systemische Entzündungen die Expression des Proteins während der akuten Phase. Daher können die Spiegel auch bei entzündlichen Exazerbationen von Lungenerkrankungen höher sein als in der stabilen Phase. Z-heterozygote Personen können somit falschnegative Ergebnisse erzielen. Es wird empfohlen, die Tests nur durchzuführen, wenn die zu testende Person keine klinischen oder laborchemischen Zeichen einer Entzündung aufweist.

Auf der Grundlage der klinischen Beobachtung, dass Personen mit einer Konzentration von 11 µmol gewöhnlich vor Lungenerkrankungen geschützt sind, wurde eine schützende Schwelle in dieser Höhe vorgeschlagen [21]. Die genannte Konzentration entspricht 80 mg/dl bei Anwendung der radialen Immundiffusion bzw. 50 mg/dl bei Anwendung der Nephelometrie.

Ursprünglich wurde die Serumprotein-Elektrophorese zum Nachweis der Alpha-1-Bande verwendet (Abb. 3.**1**). Jedoch wird diese Technik nicht als diagnostischer Test empfohlen, u.a. weil andere Proteine zu dieser Bande beitragen. Personen mit geringer Dichte der Alpha-1-Bande sollten auf AATM getestet werden. Die WHO empfiehlt, bei COPD-Patienten den AAT-Serumspiegel zu bestimmen [22].

Phänotypisierung mittels isoelektrischer Fokussierung (IEF)

Die klassische Methode zur Bestimmung des sogenannten AAT-„Phänotyps" ist die IEF; diese gilt bis heute als einer der „Goldstandards" [10]. Das Verfahren ist jedoch arbeitsaufwendig und erfordert Erfahrung in der Durchführung und Auswertung. Das Prinzip der IEF besteht darin, dass in einem Gel mit festem pH-Gradienten Proteine zum Wandern veranlasst werden, wobei jedes Protein bei dem pH-Wert anhält, bei dem die Gesamtladung Null beträgt (die Ladung des Moleküls hängt vom pH-Wert ab). Die Banden werden alphabetisch von A–Z in der Reihenfolge ihrer Anordnung zwischen Kathode und Anode des Gels benannt (Abb. 3.**3**). Die Auswertung erfolgt durch qualitativen Vergleich mit Standards, die auf dasselbe Gel aufgebracht wurden. Als Material wird gewöhnlich Serum oder Plasma verwendet. Auch Proteine, die von Filterpapier mit getrockneten Blutstropfen gewonnen wurden, können für die IEF-Analyse verwendet werden [3, 18, 23].

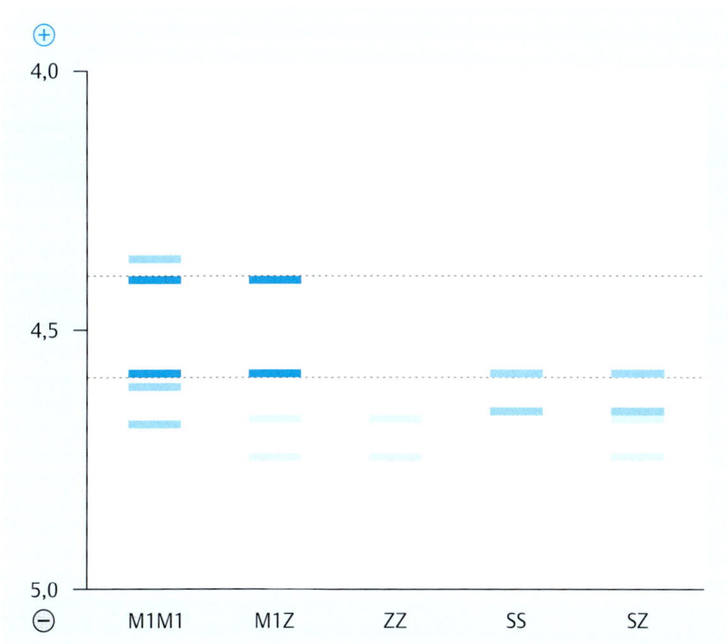

Abb. 3.**3** Schematische Darstellung der IEF. Die Proteine werden in Abhängigkeit von ihrem isoelektrischen Punkt aufgetrennt (isoelektrischer Punkt = pH-Wert, bei dem die Ladung des Moleküls gegen Null geht). Die verschiedenen AAT-Formen werden alphabetisch benannt, beginnend mit A bei dem Protein, das der Kathode am nächsten zu finden ist.

Genotypisierung

Bei der Genotypisierung werden die Mutationen auf DNA-Ebene charakterisiert. Es gibt Methoden und Kits zum Nachweis der klinisch bedeutsamsten Allelen Z und S. Allelenspezifische PCR-Verfahren, die auf unterschiedlichen Strategien beruhen, wurden veröffentlicht. Diese Verfahren sind in der Lage, das Vorhandensein der zwei relevantesten Mutationen, der Z- und der S-Mutation, nachzuweisen. Spezielle PCR-basierte Methoden wurden entwickelt, um auch seltene Mutationen nachzuweisen. Sie finden jedoch im Allgemeinen in der klinischen Routinediagnostik keine breite Anwendung.

Bei der direkten Gensequenzierung werden klassische Verfahren verwendet wie z. B. das Kettenabbruchverfahren (Sanger) zur Bestimmung der Nukleinsäurensequenz der DNA, die für das Antitrypsin-Protein kodiert. Die meisten Laboratorien sequenzieren die kodierenden Regionen (Exone). Mutationen, die sich auf die Expression von AAT auswirken können, können jedoch auch in den Intronen lokalisiert sein. Die ermittelte Sequenz wird mit Referenzsequenzen und Mutationen aus Datenbanken verglichen [13].

3.4 Psychosoziale Implikationen der Testung

Die Diagnose einer seltenen genetischen Konstellation, die mit einem erhöhten Risiko für potenziell tödliche Erkrankungen verbunden ist, kann auch psychisch belastend sein. Dieser Effekt hängt davon ab, ob bei der betroffenen Person bereits Manifestationen der Krankheit aufgetreten sind oder ob sie asymptomatisch ist. Unter den Personen, die in einem Screening-Programm für Neugeborene identifiziert worden waren, war der Anteil der Raucher niedriger [24]. Die Identifizierung eines genetisch bedingten Risikofaktors gibt auch Anlass zu ethischen Bedenken hinsichtlich der Vertraulichkeit und der Möglichkeit, dass Informationen darüber an eine Versicherungsgesellschaft oder einen Arbeitgeber gelangen. Einer Erhebung zufolge verloren 15,8% der AATM-Patienten ihre Arbeitsstelle und 15,0% ihren Krankenversicherungsschutz [25]. Die ATS/ERS-Leitlinien betonen die Notwendigkeit, den Nutzen gegenüber den Risiken der Testung abzuwägen und diese Fragen mit der zu testenden Person zu besprechen.

3.5 Schlussfolgerung

Letztlich basiert die Diagnose eines AAT-Mangels auf dem klinischen Verdacht, dass diese seltene Erkrankung vorliegen könnte. Die Bestimmung des Serumspiegels dürfte ein guter erster Test sein, auf den die Geno-/Phänotypisierung folgt, wenn niedrige Spiegel nachgewiesen werden. Die endgültige Diagnose erfordert die Kombination verschiedener Verfahren zur Bestimmung des Serumspiegels und zur Geno-/Phänotypisierung. Verstärkte Aufmerksamkeit der Angehörigen der Heilberufe bezüglich dieser seltenen Erkrankung und die Kenntnis, wann eine Testung indiziert ist, sind von entscheidender Bedeutung.

Literatur

1 Blanco I, de Serres FJ, Fernandez-Bustillo E, Lara B, Miravitlles M. Estimated numbers and prevalence of PI*S and PI*Z alleles of alpha1-antitrypsin deficiency in European countries. Eur Respir J 2006; 27: 77–84.

2 Campos MA, Wanner A, Zhang G, Sandhaus RA. Trends in the diagnosis of symptomatic patients with alpha1-antitrypsin deficiency between 1968 and 2003. Chest 2005; 128: 1179–1186.

3 Bals R, Koczulla R, Kotke V, Andress J, Blackert K, Vogelmeier C. Identification of individuals with alpha-1-antitrypsin deficiency by a targeted screening program. Respir Med 2007; 101: 1217–1218.

4 McElvaney NG, Stoller JK, Buist AS, Prakash UB, Brantly ML, Schluchter MD et al. Baseline characteristics of enrollees in the National Heart, Lung and Blood Institute Registry of alpha 1-antitrypsin deficiency. Alpha 1-Antitrypsin Deficiency Registry Study Group. Chest 1997; 111: 394–403.

5 DeMeo DL, Silverman EK. Alpha1-antitrypsin deficiency. 2: genetic aspects of alpha(1)-antitrypsin deficiency: phenotypes and genetic modifiers of emphysema risk. Thorax 2004; 59: 259–264.

6 Fairbanks KD, Tavill AS. Liver disease in alpha 1-antitrypsin deficiency: a review. Am J Gastroenterol 2008; 103: 2136–2141.

7 Thelin T, Sveger T, McNeil TF. Primary prevention in a high-risk group: smoking habits in adolescents with homozygous alpha-1-antitrypsin deficiency (ATD). Acta Paediatr 1996;: 85: 1207–1212.

8 Wall M, Moe E, Eisenberg J, Powers M, Buist N, Buist AS. Long-term follow-up of a cohort of children with alpha-1-antitrypsin deficiency. J Pediatr 1990; 116: 248–251.

9 Bernspang E, Sveger T, Piitulainen E. Respiratory symptoms and lung function in 30-year-old individuals with alpha-1-antitrypsin deficiency. Respir Med 2007; 101: 1971–1976.

10 Anonymous. American Thoracic Society/European Respiratory Society Statement: Standards for the Diagnosis and Management of Individuals with Alpha-1 Antitrypsin Deficiency. Am J Respir Crit Care Med 2003; 168: 818–900.

11 Aboussouan LS, Stoller JK. Detection of alpha-1 antitrypsin deficiency: A review. Respir Med 2009; 103, 335–341.

12 Sveger T. Liver disease in alpha1-antitrypsin deficiency detected by screening of 200,000 infants. N Engl J Med 1976; 294: 1316–1321.

13 Ferrarotti I, Scabini R, Campo I, Ottaviani S, Zorzetto M, Gorrini M et al. Laboratory diagnosis of alpha1-antitrypsin deficiency. Transl Res 2007; 150: 267–274.

14 Snyder MR, Katzmann J.A, Butz ML, Wiley C, Yang P, Dawson DB et al. Diagnosis of alpha-1-antitrypsin deficiency: An algorithm of quantification, genotyping, and phenotyping. Clin Chem 2006; 52: 2236–2242.

15 Steiner SJ, Gupta SK, Croffie JM, Fitzgerald, JF. Serum levels of alpha1-antitrypsin predict phenotypic expression of the alpha1-antitrypsin gene. Dig Dis Sci 2003; 48: 1793–1796.

16 Stoller JK, Fromer L, Brantly M, Stocks J, Strange C. Primary care diagnosis of alpha-1 antitrypsin deficiency: issues and opportunities. Cleve Clin J Med 2007; 74: 869–874.

17 Luisetti M, Massi G, Massobrio M, Guarraci P, Menchicchi FM, Beccaria M et al. A national program for detection of alpha 1-antitrypsin deficiency in Italy. Gruppo I.D.A. Respir Med 1999; 93: 169–172.

18 Rodriguez F, Jardi R, Costa X, Cotrina M, Galimany R, Vidal R et al. Rapid screening for alpha1-antitrypsin deficiency in patients with chronic obstructive pulmonary disease using dried blood specimens. Am J Respir Crit Care Med 2002; 166: 814–817.

19 Strange C, Moseley MA, Jones Y, Schwarz L, Xie L, Brantly ML. Genetic testing of minors for alpha1-antitrypsin deficiency. Arch Pediatr Adolesc Med 2006; 160: 531–534.

20 Brantly ML, Wittes JT, Vogelmeier CF, Hubbard RC, Fells GA, Crystal RG. Use of a highly purified alpha 1-antitrypsin standard to establish ranges. Chest 1991; 100: 703–708.

21 Crystal RG. Alpha 1-antitrypsin deficiency, emphysema, and liver disease. Genetic basis and strategies for therapy. J Clin Invest 1990; 85, 1343–1352.

22 Anonymous. Alpha 1-antitrypsin deficiency: memorandum from a WHO meeting. Bull World Health Organ 1997; 75: 397–415.

23 de la Roza M, Rodriguez-Frias F, Lara B, Vidal R, Jardi R, Miravitlles M. Results of a case-detection programme for {alpha}1-antitrypsin deficiency in COPD patients. Eur Respir J 2005; 26: 616–622.

24 Piitulainen E, Sveger T. Effect of environmental and clinical factors on lung function and respiratory symptoms in adolescents with alpha1-antitrypsin deficiency. Acta Paediatr 1998; 87: 1120–1124.

25 Stoller JK, Smith P, Yang P, Spray J. Physical and social impact of alpha 1-antitrypsin deficiency: results of a survey. Cleve Clin J Med 1994; 61: 461–467.

4 Lungenerkrankung bei Alpha-1-Antitrypsin-Mangel

Thomas Köhnlein[1], Erich W Russi[2]

[1] Medizinische Hochschule Hannover, Abteilung Pneumologie, Carl-Neuberg-Straße 1, 30625 Hannover

[2] Department Innere Medizin, Klinik für Pneumologie, Universitätsspital, Rämistrasse 100, 8091 Zürich, Schweiz

4.1 Einleitung

Die häufigsten Manifestationen des AATM im Erwachsenenalter betreffen die Atemwege und die Lunge. Ab einer dauerhaften Unterschreitung der AAT-Serumkonzentration unter 35% des mittleren Normalwerts, also unter ca. 80 mg/dl, steigt die Wahrscheinlichkeit für schwere Lungenschäden in Form von chronisch obstruktiver Lungenkrankheit (Chronic Obstructive Pulmonary Disease, COPD) und Lungenemphysem steil an [1].

4.2 COPD und chronische Bronchitis

Die COPD ist durch eine Behinderung des Atemgas-Flusses, die nicht vollständig reversibel ist, charakterisiert und wird dementsprechend mittels Lungenfunktion diagnostiziert. Die spirometrische Definition der obstruktiven Ventilationsstörung basiert auf einem pathologisch erniedrigten Quotient zwischen Erstsekundenvolumen (FEV_1) und forcierter Vitalkapazität (FVC): $FEV_1/FVC < 0.7$ (Tab. 4.**1**). Dieser fixe, durch die Einführung der GOLD-Klassifikation [2] weltweit benutzte Quotient ist arbiträr. Er unterschätzt unter jungen Personen die Häufigkeit einer obstruktiven Ventilationsstörung [3] und überschätzt sie in einer älteren (> 70 Jahre) Population [4].

Die Symptome Husten und Auswurf, während mindestens 3 Monaten in 2 konsekutiven Jahren, definieren eine chronische Bronchitis. Nur ein Teil dieser Patienten weist auch eine abnorme Lungenfunktion auf und erfüllt damit die diagnostischen Kriterien einer COPD. Andererseits leiden nicht alle Patienten mit einer COPD an den Symptomen einer chronischen Bronchitis. Der chronischen Bronchitis liegt eine Entzündung der großen Atemwege zugrunde.

Das pathologisch-anatomische Substrat der obstruktiven Ventilationsstörung bei COPD umfasst hingegen zwei Komponenten [5]: eine Bronchiolitis, die aus einer Entzündung mit Destruktion, Obliteration und Verengung der kleinen Atemwege besteht und ein Lungenemphysem, welches durch eine irreversible Dilatation der Gasaustauschzone mit Zerstörung der Alveolarsepten und konsekutivem Elastizitätsverlust des Lungenparenchyms charakterisiert ist (Abb. 4.**1**).

Tabelle 4.**1** Stadieneinteilung der COPD gemäß Global Initiative for Chronic Obstructive Lung Disease (GOLD) [2]. FEV_1 = forciertes exspiratorisches Volumen in einer Sekunde (Einsekundenkapazität); FVC = forcierte Vitalkapazität

Schweregrad	**FEV_1/FVC**	**FEV_1 (Sollwert)**	**Beschwerden**
I (leicht)	< 0,7	80%	mit/ohne Symptomatik (Husten, Auswurf)
II (mittel)	< 0,7	50–80%	mit/ohne chronischen Symptomen (Kurzatmigkeit, Husten und Auswurf)
III (schwer)	< 0,7	30–50%	mit/ohne chronischen Symptomen (Kurzatmigkeit, Husten und Auswurf)
IV (sehr schwer)	< 0,7	< 30% oder < 50% und chronische respiratorische Insuffizienz	Lebensqualität merklich beeinträchtigt, Exazerbationen können lebensbedrohlich sein

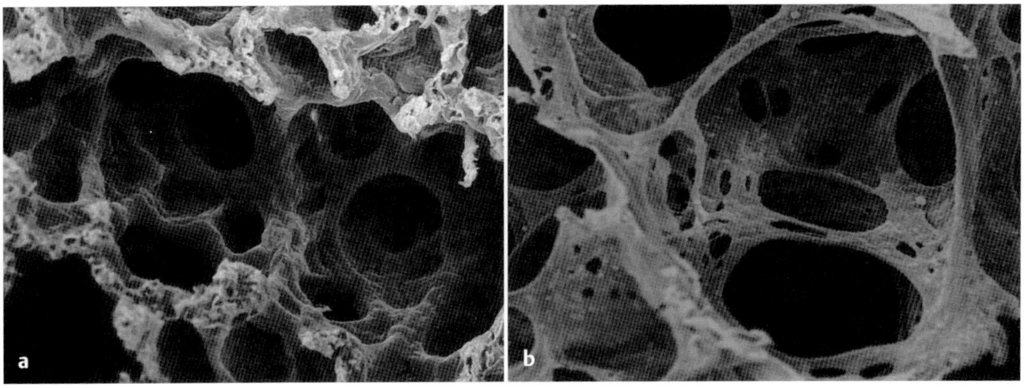

Abb. 4.1 Normales Lungenparenchym (**a**) und Lungenemphysem (**b**), gekennzeichnet durch irreversible Dilatation der gasaustauschenden Bereiche mit Destruktion der Alveolarsepten und daraus folgendem Elastizitätsverlust des Lungenparenchyms.

Die Bemühungen, Funktion und Morphologie bei COPD zu korrelieren, sind alt [6] und erlebten in den letzten Jahren eine Renaissance. So wurde im Rahmen des multizentrischen National Emphysema Treatment Trials (NETT) bei der chirurgischen Lungenvolumen-Reduktion (LVRS) reseziertes Lungengewebe histologisch untersucht und mit funktionellen und klinischen Daten korreliert [7]. Das Beste In-vivo-Verfahren, um den Schweregrad und die Morphologie eines Lungenemphysems zu charakterisieren, ist die hoch auflösende Computertomografie (HRCT) der Lunge. Deshalb wurden neuartige CT-Morphometrie-Verfahren eingesetzt, um den Zusammenhang zwischen Morphologie und Funktion zu untersuchen [8]. Die Korrelationen zwischen obstruktiver Ventilation (FEV_1) und Ausmaß der Bronchiolitis (Histologie) bzw. Ausprägung des Lungenemphysems (CT) sind aber enttäuschend locker [7]. Hingegen gibt es Hinweise, dass die Ausprägung der Atemwegspathologie bzw. des Emphysems bei der Entwicklung einer COPD genetisch mitbestimmt wird [9]. Auch die individuell unterschiedliche Verteilung des Emphysems hat bei COPD-Patienten ohne Alpha-1-Antitrypsin-Mangel einen genetischen Hintergrund [10]. Die vor rund 40 Jahren eingeführte und über viele Jahre in Lehrbüchern dargestellte Unterscheidung zwischen „Blue Bloater" (BB; Typ B) und „Pink Puffer" (PP; Typ A) mit Zuordnung zu vorwiegender Bronchitis (BB) oder Emphysem (PP) ist heute verlassen [11].

Nicht selten findet man im CT bei COPD-Patienten mit wie auch ohne AATM abnorme Atemwege, welche die morphologischen Kriterien von Bronchiektasen erfüllen. Meistens handelt es sich um tubuläre Bronchiektasen, die auf einer Erweiterung der mittelgroßen Bronchien auf Segment- oder Subsegmentebene beruhen. In diesen Bronchiektasen bleiben größere Mengen von Bronchialsekret liegen (Abb. 4.2), womit sich ideale Voraussetzungen für chronisch rezidivierende Bronchialinfekte durch besiedelnde pathogene Keime ergeben [12].

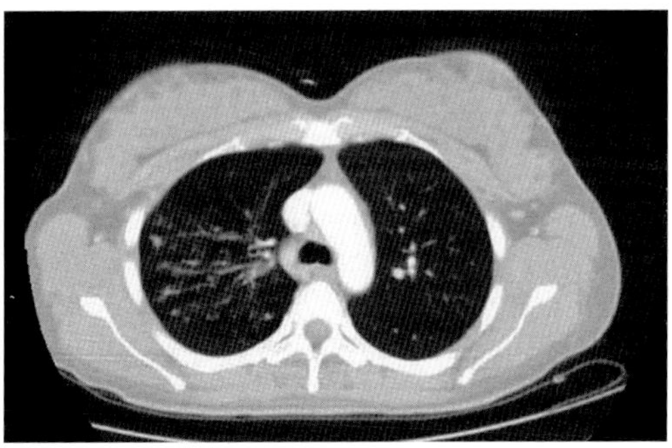

Abb. 4.2 Zylindrische Bronchiektasen. Massive Erweiterung der segmentalen und subsegmentalen Bronchien in der rechten Lunge.

4.3 Natürlicher Verlauf

Der Verlauf der Lungenerkrankung ist bei Rauchern mit einem AATM fast ausnahmslos progredient und mündet schließlich in die respiratorische Insuffizienz. Üblicherweise bemerken Betroffene erst ab einer mittelschweren COPD eine Einschränkung ihrer körperlichen Leistungsfähigkeit. Da die Abnahme der Lungenfunktion bei COPD typischerweise langsam fortschreitet, suchen Patienten wegen Atemnot bei Anstrengung erst in einem fortgeschrittenen Stadium der Erkrankung medizinische Hilfe. Dieses Stadium wird bei Patienten ohne AATM meist erst jenseits des 45. Lebensjahrs erreicht. Demgegenüber wird die Erstmanifestation der pulmonalen Symptome Husten, Auswurf, Dyspnoe bei Rauchern mit AATM etwa 10 Jahre früher beobachtet, also zwischen dem 30. und 40. Lebensjahr [13].

4.4 Klinik

Typisch für viele Patienten mit COPD sind Exazerbationen mit temporärer Zunahme der Symptome Atemnot, Husten und Auswurf und krisenhafter Verschlechterung des Allgemeinzustands [14]. Fast immer sind respiratorische Infekte die Ursache für Exazerbationen. Diese Infekte werden häufig initial durch Viren ausgelöst und können dann durch sekundäre bakterielle Besiedlung eine schwere Entzündungsreaktion im Bereich der Atemwege und/oder des Lungengewebes verursachen [15]. Patienten mit häufigen Exazerbationen haben bei sonst vergleichbarem Schweregrad der Erkrankung eine schlechtere Lebensqualität im Vergleich mit solchen, die nie oder selten Exazerbationen erleiden.

Die in Kapitel 2.2 beschriebenen pathophysiologischen Modelle legen nahe, dass im Rahmen solcher Infekt-Exazerbationen erhebliche Mengen proteolytischer Enzyme freigesetzt werden, die bei Alpha-1-Antitrypsin-Mangel ungehindert strukturelle Schäden am Lungengewebe verursachen und der Entstehung eines Lungenemphysems Vorschub leisten können. Der langfristige Verlust an pulmonaler Leistungsfähigkeit korreliert mit der Häufigkeit von respiratorischen Infekten [16].

Die COPD präsentiert sich phänotypisch unterschiedlich. Bis zu 20% der Patienten entwickeln zusätzlich eine bronchiale Hyperreaktivität. Viele Patienten mit mittelschwerer und schwerer COPD sind untergewichtig, was nach heutigem Verständnis Folge der sich systemisch auswirkenden chronischen Entzündung ist. Auch Komorbiditäten bestimmen, wie sich ein individueller Patient klinisch präsentiert (z. B. starke, durch Osteoporose begünstigte Thoraxdeformität). Wenn Personen mit einem pyknischen Habitus eine COPD entwickeln, nimmt ihr Übergewicht in der Regel zu. Nicht selten besteht bei übergewichtigen COPD-Patienten zusätzlich ein obstruktives Schlaf-Apnoe-Syndrom oder ein Adipositas-Hypoventilations-Syndrom, beides Zustände, die mit nächtlicher positiver Überdruckatmung (nCPAP) oder mit nächtlicher Beatmung (BiPAP) gut behandelt werden können (vgl. unten). Wichtig bleibt aber, dass gewisse Patienten mit COPD (BB) nur noch auf Hypoxämie, aber nicht auf einen erhöhten Partialdruck von CO_2 ihre Ventilation steigern, deshalb hyperkapnisch sind und bei der Sauerstofftherapie eine vorsichtige Titration notwendig ist. Die meisten Patienten, selbst jene mit einem fortgeschrittenen Emphysem, haben in Ruhe ein normales oder nur leicht erniedrigtes PaO_2 und auch die pulmonal-arteriellen Druckwerte sind nicht oder nur leicht erhöht.

4.5 Diagnostik

Die lungenzentrierte Standarddiagnostik besteht aus einer physikalischen Untersuchung der Thoraxorgane, einer Lungenfunktion (Spirometrie, Bodyplethysmografie), einer konventionellen Röntgenthoraxaufnah-

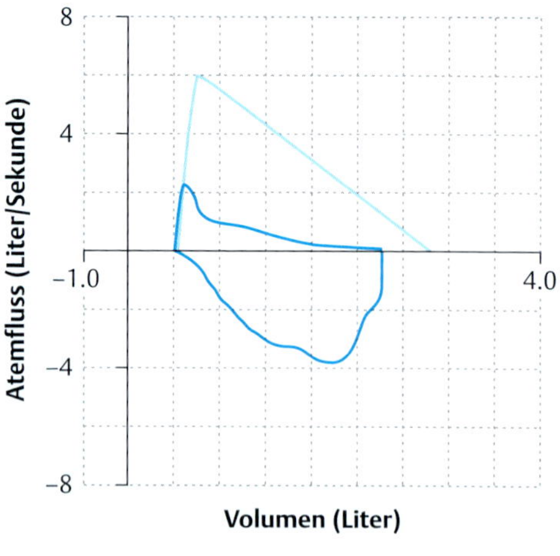

Abb. 4.**3** Spirometrie. Ausgeprägte Obstruktion mit geringen Atemflussraten bei forcierter Exspiration.

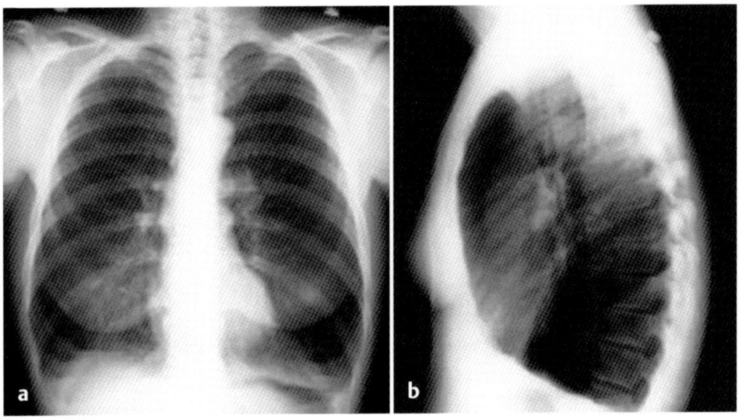

Abb. 4.**4** Röntgenaufnahme des Thoraxes bei schwerem Lungenemphysem in posterior-anteriorem und seitlichem Strahlengang. Erhebliche Rarefizierung des Lungenparenchyms, abgeflachte Zwerchfellkuppeln und deutlich vergrößerter sagittaler Durchmesser.

me in 2 Ebenen und einer Blutgasanalyse. Bei frühen Formen einer COPD sind die physikalischen Untersuchungsbefunde normal. Ab einem gewissen Ausmaß des Lungenemphysems kann die für diese Erkrankung typische Lungenüberblähung durch hypersonoren Klopfschall, tief stehende Lungen-Zwerchfellgrenzen, abgeschwächte Atemgeräusche, verändertes Atemmuster mit Einsatz der auxiliären Atemmuskulatur erfasst werden. Die Spirometrie zeigt typischerweise eine obstruktive Ventilationsstörung mit typischem „Emphysemknick" (Abb. 4.**3**). Mit Hilfe der Bodyplethysmografie lassen sich eine erhöhte Totalkapazität, eine erhöhte funktionelle Residualkapazität (= eine zur Inspiration hin verschobene Atemruhelage), also eine Überblähung und ein vor allem exspiratorisch erhöhter Atemwegswiderstand nachweisen.

Das Lungenemphysem ist im engeren Sinne eine radiologische Diagnose. Das Thoraxröntgenbild ist bei leichten Formen einer COPD in der Regel unauffällig, ab mittelschweren Formen kann ein Emphysem anhand der vermehrten Transparenz des Lungengewebes, der horizontal aufgerichteten Rippen und der beidseits tief stehenden Zwerchfellkuppeln recht zuverlässig diagnostiziert werden. In der seitlichen Aufnahme sind ein vergrößerter Thorax-Sagittaldurchmesser mit vergrößertem Retrosternal- und Holzknecht-Raum weitere typische Befunde (Abb. 4.**4**).

Als erweiterte Standarddiagnostik sollte eine Computertomografie (CT) des Thoraxes in hochauflösender Technik und mit Kontrastmittel erfolgen (Abb. 4.**5**), welches außerdem diverse Zusatzpathologien aufzeigen kann [17]. Das Lungenemphysem bei Alpha-1-Antitrypsin-Mangel ist bei ⅔ der AATM-Patienten in den basalen Abschnitten der Lunge am ausgeprägtesten und unterscheidet sich darin vom Emphysem eines Patienten mit normalem Alpha-1-Antitrypsin.

Die arterielle oder kapilläre Blutgasanalyse zeigt häufig erst spät eine relevante Hypoxämie in Ruhe; in weit fortgeschrittenen Stadien, und früher bei starkem Übergewicht zusätzlich eine Hyperkapnie (respiratorische Globalinsuffizienz).

Die erweiterte Diagnostik umfasst die Messung von Atempumpenfunktionsparametern (P0,1; Pimax), eine nächtliche Oximetrie und Belastungsuntersuchungen (Oxi-Ergometrie oder Spiroergometrie).

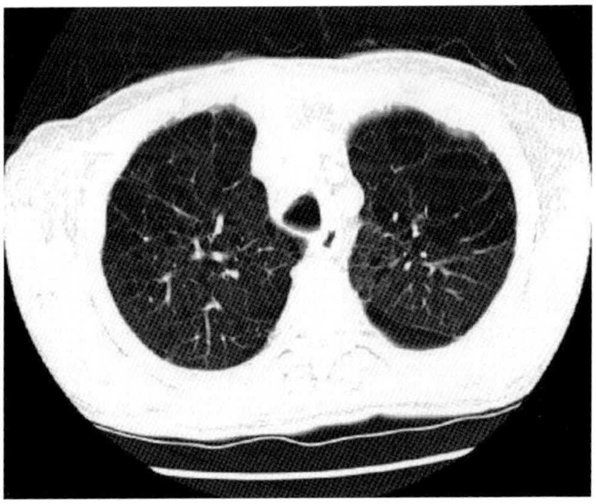

Abb. 4.**5** Computertomografie eines Patienten mit schwerem Lungenemphysem. Erhebliche Rarefizierung und zahlreiche bis zu 3 cm große Bullae nahe der Thoraxwand.

4.6 Therapie

Prophylaktische Maßnahmen bei AATM

Kompletter Nikotinverzicht bzw. die Einstellung des Zigarettenrauchens sind die wichtigsten Prophylaxen für die Entstehung von Lungenerkrankungen. Dauerhaftes Passivrauchen sollte möglichst vermieden werden, genauso wie alle anderen, länger anhaltenden Expositionen gegenüber potenziell schädlichen Substanzen, was z.B. bei der Berufswahl zu berücksichtigen ist.

Zur Infektprophylaxe ist bei allen symptomatischen Patienten eine Pneumokokken-Schutzimpfung und zusätzlich jährlich in den Herbstmonaten eine Grippeschutzimpfung zu empfehlen [18].

Durch Screening-Untersuchungen auf AATM kann versucht werden, symptomfreie Merkmalsträger in der Blutsverwandtschaft eines Betroffenen zu identifizieren, um bei diesem Personenkreis krankheitsaufschiebende oder -verhindernde Maßnahmen, vor allem eine Raucherberatung, durchzuführen.

Therapie der Lungenbeteiligung bei AATM

Die Therapie der Lungenerkrankung bei AATM unterscheidet sich nicht von der Standardtherapie bei COPD. Die medikamentöse Basistherapie umfasst die lang wirksamen Beta-2-Agonisten Formoterol, Salmeterol oder Indacaterol sowie das lang wirksame Anticholinergikum Tiotropium. Inhalative Kortikosteroide können zur Prävention häufiger Exazerbationen im GOLD-Stadium III und IV eingesetzt werden; kurz wirksame Bronchodilatatoren stehen als Reliever bei akuter Atemnot zur Verfügung.

Weitere therapeutische Optionen bestehen im frühzeitigen Einsatz von Antibiotika bei Verdacht auf bakterielle Atemwegsinfekte und im Einsatz oraler Steroide bei akuter Exazerbation. In fortgeschrittenen Krankheitsstadien kann eine Langzeitsauerstofftherapie und bei chronisch hyperkapnischen Patienten eine nicht invasive, zuhause durchführbare positive Überdruckbeatmung erforderlich werden. Die aktuellen Therapiestrategien der COPD werden ausführlich in [19] beschrieben.

In den letzten Jahren wurde die chirurgische Lungenvolumenreduktion („lung volume reduction surgery") auch bei Patienten mit Alpha-1-Antitrypsin-Mangel-bedingtem Lungenemphysem angewendet. Die langfristigen Resultate sind in dieser Patientengruppe enttäuschend, sodass heute Patienten mit Alpha-1-Antitrypsin-Mangel nur noch in Ausnahmefällen einer chirurgischen Therapie zugeführt werden sollten [20].

In weit fortgeschrittenem Krankheitsstadium kann die Therapieoption der Lungentransplantation diskutiert und der Patient an einem entsprechenden Zentrum vorgestellt werden.

Seit ca. 20 Jahren besteht in den Vereinigten Staaten, in Kanada, und in einigen Ländern Europas (Deutschland, Österreich, Spanien, Italien) die Möglichkeit einer Substitutionstherapie mit humanem AAT. Dabei handelt es sich um eine regelmäßige, parenterale Gabe von AAT, das aus Spenderblut gewonnen wurde. Die Substitutionstherapie besteht aus wöchentlichen, intravenösen Gaben von 60 mg AAT pro kg Körpergewicht. Nach Expertenmeinung [21] kommen AATM-Patienten für eine Substitutionstherapie infrage, deren Serumspiegel unter 80 mg/dl liegt (in der Regel Phänotyp PiZZ) und die seit mindestens 6 Monaten Nichtraucher sind. Die Substitutionstherapie ist (in Deutschland) zugelassen, wenn der FEV_1-Wert zwischen 35 und 60% des altersentsprechenden Sollwerts liegt. Ein weiteres Substitutionskriterium ist ein Abfall des FEV_1-Wertes von über 100 ml pro Jahr [22,23]. Die Substitutionstherapie wird derzeit weltweit an etwa 4000 Patienten durchgeführt.

Zur Effizienz der dauerhaften Substitutionstherapie wurden bisher nur wenige klinische Studien publiziert [24,25]. Ein retrospektiver Vergleich zweier Patientenkollektive aus Deutschland, wo eine wöchentliche Substitution mit AAT stattfand, und aus Dänemark, wo keine Substitution erfolgte, zeigte einen geringeren Abfall der Ausgangs-FEV_1 bei den substituierten deutschen Patienten (53 vs. 75 ml pro Jahr; $p < 0{,}02$) [22]. In den Vereinigten Staaten wurden retrospektiv die klinischen Verläufe von 1129 Patienten aus einem Alpha-1-Antitrypsin-Patientenregister analysiert [26]. In einer Multivarianzanalyse zeigte sich in der Gruppe der substituierten Patienten eine niedrigere Mortalitätsrate (Odds Ratio 0,79; $p < 0{,}02$). Die jährliche Abnahme des FEV_1 war bei Patienten mit mittelgradig fortgeschrittenem Krankheitsbild, d.h. bei Patienten mit einem FEV_1 zwischen 35 und 49% vom Soll, unter Substitution signifikant niedriger ($p < 0{,}03$). Die beiden genannten Beobachtungsstudien erlauben lediglich die Vermutung, dass der Abfall der spirometrischen Messwerte bei Patienten mit mittelgradig bis hoher Einschränkung des Atemstoßes reduziert werden kann.

Prospektive Studien, die auch andere Parameter wie Mortalität, Lebensqualität, körperliche Leistungsfähigkeit und Dichtemessung des Lungengewebes einbeziehen, sind derzeit in Vorbereitung. Ein wichtiger Orientierungspunkt ist die vor Kurzem publizierte EXACTLE-Studie [27]. Dabei wurde in einem prospektiven, randomisierten, doppelblinden Studiendesign der Verlauf der Lungendichte bei Patienten mit Hilfe von wiederholten, hochauflösenden CT-Untersuchungen gemessen. Während der 2½-jährigen Studienphase wurden 36 AATM-Patienten regelmäßig mit dem o.g. Substitutionsregime therapiert und mit 35 AATM-Patienten verglichen, die wöchentliche Placeboinfusionen erhielten. Beide Studienkollektive zeigten initial keine signifikanten oder klinisch relevanten Unterschiede. Während der Beobachtungszeit erlaubte die angewendete Technik die Darstellung von kontinuierlich zunehmenden Unterschieden in der mittleren Dichte des pulmonalen Gewebes in beiden Gruppen, die, abhängig von den radiologischen Analysealgorithmen, bei Studienende signifikante Dichteunterschiede zwischen Substitutions- und Placebogruppe zeigten. Damit erscheint die angewendete Methode als ein valides Instrument zur Quantifizierung der Lungengewebedichte bei Patienten mit AATM.

In absehbarer Zukunft ist die Weiterentwicklung der inhalativen Therapie mit humanem AAT zu erwarten. Bislang war die Deposition ausreichender Wirkstoffmengen in den peripheren Atemwegen und im Lungengewebe ein entscheidendes Problem. Durch den Einsatz von hocheffizienten, atemzuggesteuerten Inhalationsgeräten konnten die Inhalationszeiten bei Patienten mit AATM und zystischer Fibrose auf ein realisierbares Maß reduziert werden, und die totale Lungendeposition auf 70% der eingesetzten Wirkstoffmenge gesteigert werden [28]. Die inhalative Therapie sowie weitere innovative Therapieansätze werden ausführlich in Kapitel 7.2 beschrieben.

Literatur

1 Crystal RG. Alpha-1-antitrypsin deficiency, emphysema and liver disease: genetic basis and strategies for therapy. J Clin Invest 1998; 85: 1343–1352

2 Global strategy for the diagnosis, management, and prevention of chronic obstructive pulmonary disease: guidelines 2009. Global Initiative for Chronic Obstructive Lung Disease (GOLD). Available from http://www.goldcopd.com

3 Cerveri I, Corsico A G, Accordini S, Niniano R, Ansaldo E et al. Underestimation of airflow obstruction among young adults using FEV1/FVC < 70% as a fixed cut-off: a longitudinal evaluation of clinical and functional outcomes. Thorax 2008; 63: 1040–1045

4 Swanney MP, Ruppel G, Enright PL, Pedersen OF, Crapo RO. Using the lower limit of normal for the FEV1/FVC ratio reduces the misclassification of airway obstruction. Thorax 2008; 63: 1046–1051

5 Hogg JC, Chu F, Utokaparch S, Woods R, Elliott WM, Buzatu L, Cherniack RM, Rogers RM, Sciurba FC, Coxson HO, et al. The nature of small-airway obstruction in chronic obstructive pulmonary disease. N Engl J Med 2004; 350: 2645–2653

6 Bergin C, Müller N, Nichols DM, Lillington G, Hogg JC, Mullen B, Grymaloski MR, Osborne S, Paré PD. The diagnosis of emphysema: a computed tomographic–pathologic correlation. Am Rev Respir Dis 1986; 133: 541–546

7 Hogg JC. Pathophysiology of airflow limitation in chronic obstructive pulmonary disease. Lancet 2004; 364: 709–721

8 Stoel BC, Bakker ME, Stolk J, Dirksen A, Stockley RA, Piitulainen E, Russi EW, Reiber JH. Comparison of the sensitivities of 5 different computed tomography scanners for the assessment of the progression of pulmonary emphysema: a phantom study. Invest Radiol 2004; 39: 1–7

9 Patel BD, Coxson HO, Pillai SG, Agustí AGN, Calverley PMA, et al. on behalf of the International COPD Genetics Network. Airway wall thickening and emphysema show independent familial aggregation in chronic obstructive pulmonary disease. Am J Respir Crit Care Med 2008; 178: 500–505

10 DeMeoDL, Hersh CP, Hoffman EA, Litonjua AA, Lazarus R, Sparrow D, et al. Genetic determinants of emphysema distribution in the National Emphysema Treatment Trial. Am J Respir Crit Care Med 2007; 176: 42–48

11 Burrows B, Fletcher CM, Heard BE et al. The emphysematous and bronchial types of chronic airway obstruction. Lancet 1966; 1 (7442): 830–835

12 Malerba M, Radaeli A, Ceriani L et al. Airway hyperresponsiveness in a large group of subjects with alpha1-antitrypsin deficiency: a cross-sectional controlled study. J Intern Med 2003; 253: 351–358

13 Lee P, Gildea TR, Stoller JK. Emphysema in nonsmokers: alpha 1-antitrypsin deficiency and other causes. Cleve Clin J Med 2002; 69: 928–929

14 Wedzicha JA, Seemungal TA. COPD exacerbations: defining their cause and prevention. Lancet 2007; 370: 786–796

15 Sethi S. Bacterial infection and the pathogenesis of COPD. Chest 2000; 117: 286–291

16 Dowson LJ, Guest PJ, Stockley RA. Longitudinal changes in physiological, radiological, and health status measurements in alpha(1)-antitrypsin deficiency and factors associated with decline. Am J Respir Crit Care Med 2001; 164: 1805–1809

17 Schwaiblmair M, Beinert T, Seemann M et al. Relations between cardiopulmonary exercise testing and quantitative high-resolution computed tomography associated in patients with alpha-1-antitrypsin deficiency. Eur J Med Res 1998; 17: 527–553

[18] Schenkein JG, Nahm MH, Dransfield MT. Pneumococcal vaccination for patients with COPD: current practice and future directions. Chest 2008; 133: 767–774

[19] Rabe KF, Hurd S, Anzueto A, Barnes PJ, Buist SA, Calverley P, Fukuchi Y, Jenkins C, Rodriguez-Roisin R, van Weel C, Zielinski J; Global Initiative for Chronic Obstructive Lung Disease. Global strategy for the diagnosis, management, and prevention of chronic obstructive pulmonary disease: GOLD executive summary. Am J Respir Crit Care Med 2007; 176: 532–555

[20] Teschler H, Stamatis G, el-Raouf Farhat AA et al. Effect of surgical lung volume reduction on respiratory muscle function in pulmonary emphysema. Eur Respir J 1996; 9: 1779–1784

[21] American Thoracic Society/European Respiratory Society Statement. Standards for the diagnosis and management of individuals with alpha-1 antitrypsin deficiency. Am J Respir Crit Care Med 2003; 168: 818–900; http://www.thoracic.org/adobe/statements/alpha1.pdf

[22] Seersholm N, Wencker M, Banik N et al. Does alpha-1 antitrypsin augmentation therapy slow the annual decline in FEV1 in patients with severe hereditary alpha-1 antitrypsin deficiency? Eur Respir J 1997; 10: 2260–2263

[23] Wencker M, Banik N, Buhl R et al. Long-term treatment of alpha-1 antitrypsin deficiency-related pulmonary emphysema with human alpha-1 antitrypsin. Eur Respir J 1998; 11: 428–433

[24] Abboud RT, Ford GT, Chapman KR. Emphysema in alpha1-antitrypsin deficiency: does replacement therapy affect outcome? Treat Respir Med 2005; 4: 1–8

[25] Barker AF, Siemsen F, Pasley D et al. Replacement therapy for hereditary alpha1-antitrypsin deficiency. A program for long-term administration. Chest 1994; 105: 1406–1410

[26] Alpha 1-Antitrypsin Deficiency Registry Study Group. Survival and FEV1 decline in individuals with severe deficiency of alpha-1-antitrypsin. Am J Respir Crit Care Med 1998; 158: 49–59

[27] Dirksen A, Piitulainen E, Parr DG, Deng C, Wencker M, Shaker SB, Stockley RA. Exploring the role of CT densitometry: a randomised study of augmentation therapy in alpha-1 antitrypsin deficiency. Eur Respir J 2009; 33: 1345–1353

[28] Brand P, Schulte M, Wencker M, Herpich CH, Klein G, Hanna K, Meyer T. Lung deposition of inhaled {alpha}1-proteinase inhibitor in CF and {alpha}1-antitrypsin deficiency. Eur Respir J 2009; 34: 354–360

5 AATM-bedingte Lebererkrankungen

Jeffrey H. Teckman
Department of Pediatrics, St. Louis University, Cardinal Glennon Children's Medical Center,
1465 South Grand Blvd., St. Louis, MO 63104, USA

Die bei Patienten mit Alpha-1-Antitrypsin-Mangel (AATM) auftretenden Lebererkrankungen sind in hohem Maße variabel. Wahrscheinlich werden sie zu selten erkannt und sind unterdiagnostiziert. Wie bereits in den vorigen Kapiteln erörtert, handelt es sich beim AAT um ein Glykoprotein, das hauptsächlich in der Leber synthetisiert wird, aber auch in Leukozyten, Enterozyten und anderen Geweben vorkommt. AAT wird ins Serum sezerniert, wo seine Funktion darin besteht, unspezifische, durch Neutrophilen-Proteasen induzierte Gewebsschädigungen zu verhindern [1–4]. AAT wird in der Leber reichlich produziert – in der Größenordnung von mehreren Gramm pro Tag. Hinsichtlich seiner Serumkonzentration als einzelnes Protein wird es nur von Albumin übertroffen. Die klassische Form des AAT-Mangels beruht auf einer Homozygotie bezüglich der autosomal-kodominanten AAT-Allelen mit Z-Mutation, die in der Nomenklatur der WHO als „PIZZ" bezeichnet wird [5]. Das Proteinprodukt des mutierten Z-Gens akkumuliert in den Hepatozyten, statt effizient sezerniert zu werden. Das Ergebnis ist ein AAT-Mangel im Serum. Das in den Hepatozyten akkumulierte mutierte Z-Protein verändert seine Konformation: viele mutierte AAT-Z-Moleküle aggregieren zu langen Polymeren. Homozygote Erwachsene mit ZZ-Konstellation haben ein deutlich erhöhtes Risiko für die Entwicklung eines Emphysems infolge eines Loss-of-Function-Mechanismus, bei dem das zirkulierende AAT nicht ausreicht, um das Bindegewebe in der Lunge vor einem Abbau durch Neutrophilen-Proteasen zu schützen. Manche homozygoten ZZ-Kinder und -Erwachsene entwickeln auch Lebererkrankungen, darunter Leberzellkarzinome. Hierbei kommen separate Mechanismen zum Tragen, bei denen die intrazelluläre Akkumulation von AAT in der mutierten Form des Z-Proteins den Zelltod auslöst und chronische Leberschädigungen verursacht [6, 7].

Das klinische Bild der Lebererkrankungen bei AAT-Mangel der ZZ-Variante kann hochgradig variabel sein, es reicht von chronischer Hepatitis über Zirrhose bis hin zu seltenen Fällen von fulminantem Leberversagen (Tab. 5.**1**) [1, 3, 8]. In der Neonatalphase besteht das typische klinische Bild in einer Neugeborenen-Cholestase, die auch als „Neugeborenen-Hepatitis-Syndrom" bezeichnet wird und durch die Symptome und Zeichen von Gelbsucht, abdominaler Distension, Pruritus, schlechter Nahrungsaufnahme, geringer Gewichtszunahme, Hepatomegalie und Splenomegalie gekennzeichnet ist [9, 10]. Die Laboruntersuchung ergibt erhöhte Spiegel von Gesamtbilirubin und konjugiertem Bilirubin, erhöhte AST- und ALT-Serumspiegel und Hypoalbuminämie. Vitamin-K-Mangel bzw. eine Störung der Synthesefunktion der Leber kann auch zu einer Koagulopathie führen. Es liegen seltene Berichte über Säuglinge vor, bei denen schwere Blutungen infolge einer durch Vitamin-K-Mangel bedingten Gerinnungsstörung den ersten Hinweis auf eine AAT-Defizienz gaben, wobei der Vitamin-K-Mangel vermutlich auf einer Beeinträchtigung der Resorption während der subklinischen Neugeborenen-Cholestase beruhte. Die Befunde der Leberbiopsie sind bei Säuglingen hochgradig variabel; zu beobachten sind Riesenzelltransforma-

Tabelle 5.**1** Klinisches Bild der Lebererkrankung und Indikationen für eine Testung auf Alpha-1-AT-Mangel.

Altersgruppe	klinisches Bild
Säugling	cholestatische Gelbsucht
Säugling oder Kind	ungeklärte Gedeihstörung oder „schlechter Esser"
alle Altersgruppen	asymptomatische Hepatomegalie oder erhöhte AST/ALT-Werte unklarer Genese
alle Altersgruppen	Lebererkrankung unklarer Genese, Zirrhose oder Leberzellkarzinom

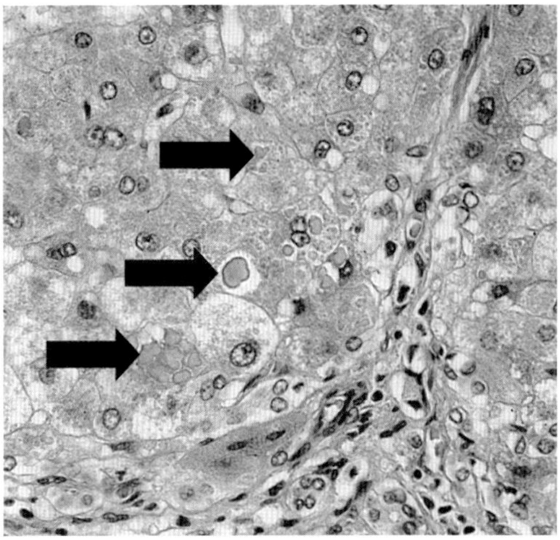

Abb. 5.**1** Mikrofotografie einer menschlichen ZZ-Leber (HE-Färbung). In einigen Hepatozyten sind eosinophile Einschlusskörper („Globuli“) aus mutantem polymerisierten AAT-Z-Protein zu sehen (Pfeile).

tion, lobuläre Hepatitis, signifikante Steatose, Fibrose, Leberzellnekrosen sowie Abnahme oder Proliferation der Gallengänge [1, 8, 11]. Die Abgrenzung solcher Befunde von einer Gallengangsatresie oder anderen Lebererkrankungen des Säuglingsalters allein durch eine Leberbiopsie kann schwierig sein. Bei herkömmlicher Hämatoxylin-Eosin-Färbung (HE-Färbung) sind in der Regel in einigen, aber nicht in allen Leberzellen globuläre eosinophile Einschlusskörper zu beobachten. Diese bestehen aus dilatierten ER-Membranen, die mit polymerisierten mutanten AAT-Z-Proteinen geflüllt sind (Abb. 5.**1**) [12]. Die Färbung mit Perjodsäure-Schiff-Reagens (PAS) und anschließender Zersetzung durch Diastase – ein Verfahren, bei dem sich Glykoproteine rot färben – wird verwendet, um die „roten Globuli“ („PAS-positiv“) in den Hepatozyten sichtbar zu machen (Abb. 5.**2**). In normalen Hepatozyten ist in der Regel keine signifikante Akkumulation von PAS-positivem Material zu sehen. Allerdings ist bei der Beurteilung PSA-positiver Globuli in Leberbiopsien Vorsicht geboten, da ähnliche Strukturen manchmal auch bei anderen Lebererkrankungen wie z. B. Hepatitis-B-Infektionen oder Alkoholleber beschrieben werden. Zudem sind die Globuli nicht in allen Hepatozyten vorhanden. Auch können sie klein und „staubkornartig“ sein oder, bei sehr jungen Säuglingen, gelegentlich ganz fehlen. Obwohl in den ersten Lebensmonaten oder -jahren eine lebensbedrohliche Lebererkrankung auftreten kann, zeigen prospektive, populationsbasierte Studien, dass 80 % der ZZ-Patienten mit Neugeborenen-Cholestase im Alter von 18 Jahren gesund sind und nicht an chronischen Erkrankungen leiden [13].

Die besten prospektiven Daten zum Spontanverlauf des AAT-Mangels liefert die wegweisende Studie von Sveger und Kollegen, die in den 1970er-Jahren in Schweden 200 000 Neugeborene untersuchten und 127 Säuglinge mit PIZZ-Konstellation identifizierten, die bis heute als Studienkohorte nacherfasst werden [3]. Diese Daten sprechen dafür, dass das Gesamtrisiko einer lebensbedrohlichen Lebererkrankung in der Kindheit nicht mehr als 3–5 % beträgt. Die schwedische Studie enthält die besten, nicht mit systematischen Fehlern behafteten populationsbasierten Kohorten-

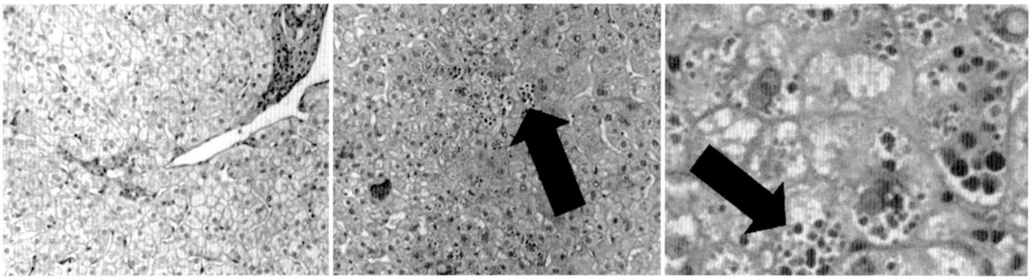

Mensch, normal, MM | Mensch, ZZ | Mensch, ZZ

Abb. 5.**2** Mikrofotografie von Lebergewebe aus einer normalen menschlichen MM-Leber und einer AAT-defizienten ZZ-Leber bei geringer und starker Vergrößerung (PAS-Färbung mit Diastase-Zersetzung). Die Pfeile weisen auf Einschlusskörper in den Hepatozyten, bestehend aus eosinophilen, „PAS-positiven“ (roten) Globuli, die jeweils ein einzelnes, mit polymerisiertem mutanten AAT-Z-Protein angefülltes Vesikel aus dilatierten ER-Membranen darstellen.

daten, die bislang vorliegen, auch wenn Bedenken geäußert wurden, ob die berichteten Verläufe wirklich repräsentativ für eine genetisch weniger homogene Population wie z. B. die Bevölkerung Nordamerikas sind, wo andere und vielfältigere modifizierende Gene zum Tragen kommen können. Jedoch sprechen die Ergebnisse einer weniger umfangreichen Reihenuntersuchung von Neugeborenen im US-Staat Oregon, bei der die untersuchten Kinder allerdings nicht konsistent nacherfasst wurden, ebenfalls dafür, dass die Rate lebensbedrohlicher Lebererkrankungen in der Kindheit niedrig ist; dasselbe gilt für eine kanadische Kohorte [14].

Bei Kleinkindern und älteren Kindern kann sich der AAT-Mangel vom ZZ-Typ als asymptomatische chronische Hepatitis, als Gedeihstörung, möglicherweise mit dem Problem des „schlechten Essers", oder als isolierte Hepatomegalie manifestieren. Bei manchen Kindern fällt dem Arzt bei einer Routineuntersuchung eine asymptomatische Hepatomegalie oder Splenomegalie auf. Die Häufigkeit derartiger Probleme liegt bei prospektiv identifizierten Säuglingskohorten zwischen 15 und 60%, wobei allerdings viele solche Patienten der ärztlichen Aufmerksamkeit entgehen, wenn kein Neugeborenen-Screening durchgeführt wird [9]. Viele Kinder scheinen vollständig gesund zu sein und zeigen, abgesehen von einem leichten und in der Regel klinisch nicht signifikanten Anstieg der AST- oder ALT-Konzentration im Serum, keinen Hinweis auf eine Leberschädigung. Gelegentlich werden Kinder mit vorher nicht erkannter chronischer Lebererkrankung und Zirrhose vorgestellt, die an Aszites, Gastrointestinalblutung oder Leberversagen leiden. Auch ist häufig zu beobachten, dass manche Kinder mit schwerer Lebererkrankung in den ersten Lebensmonaten oder -jahren anschließend eine „Honeymoon-Phase" mit wenigen Zeichen oder Symptomen und normalem Wachstum durchlaufen, bevor sie als Teenager in eine Phase der erneuten progressiven Schädigung und Dekompensation eintreten. Die Pathophysiologie dieses Musters ist unbekannt. Jedoch können selbst ZZ-Kinder mit nachgewiesener Zirrhose über ein Jahrzehnt oder noch länger stabil bleiben und wachsen und sich normal entwickeln, bevor ein Prozess der Dekompensation einsetzt [8, 15–17]. In der späteren Kindheit werden die Leberbiopsiebefunde häufig eher klassisch mit leicht erkennbaren, großen Globuli in vielen, aber nicht allen Hepatozyten, Steatose und signifikanter lobulärer Entzündung und Fibrose.

Viele Experten glauben, dass lebensbedrohliche Erkrankungen bei jungen Erwachsenen und Personen mittleren Alters eher selten vorkommen [3,4,13,18], doch gibt es nur wenige sichere Daten zur Inzidenz und zur Progressionsgeschwindigkeit signifikanter Leberschädigungen bei Erwachsenen mit AAT-Mangel vom ZZ-Typ. In den letzten Jahren wurden erwachsene Patienten spezialisierter Fachkliniken für Lebererkrankungen häufiger auf einen AAT-Mangel untersucht, aber von mehreren großen Zentren wurde über eine sehr geringe Zahl von ZZ-Patienten mit Erstmanifestation im mittleren Alter berichtet. Die Lebererkrankung kann sich bei Erwachsenen als chronische Hepatitis mit oder ohne Zirrhose manifestieren, wobei das Risiko einer klinisch signifikanten Erkrankung mit dem Alter zunimmt [4]. Die biochemischen und histopathologischen Befunde ähneln denen bei der Alkoholleber des Erwachsenen; dies kann leicht zu Fehldiagnosen führen. Viele Einzelberichte befassen sich mit ZZ-Patienten, die aufgrund unspezifischer Enzymanstiege und einer Fehlinterpretation der intrahepatischen AAT-Globuli in der Leberbiopsie fälschlich als Alkoholiker diagnostiziert wurden. Bei Erwachsenen mit ZZ-Konstellation scheint ein erhöhtes Risiko für Leberzellkarzinom zu bestehen, wobei jedoch die Größenordnung dieses Risikos unklar ist [4,11,19]. Es gibt Anhaltspunkte dafür, dass das Karzinomrisiko zumindest teilweise unabhängig von der Entwicklung einer Leberzirrhose ist. In der Leberbiopsie werden bei fast allen erwachsenen Patienten lobuläre Entzündung, variable Leberzellnekrose, Fibrose, Zirrhose, Steatose und PAS-positive, Diastase-resistente Globuli in manchen, aber nicht allen Hepatozyten gefunden [8]. Wahrscheinlich nimmt die Rate signifikanter Leberschädigungen im höheren Alter zu. In Autopsiestudien wurden bei 40% der älteren Erwachsenen mit ZZ-Variante Leberschädigungen und Zirrhosen festgestellt, die manchmal klinisch stumm geblieben, aber histologisch signifikant waren [4]. Da das Emphysem bei Personen mittleren Alters heute wirksamer behandelt wird oder sich erst gar nicht entwickelt, weil weniger geraucht wird, werden die Ärzte künftig möglicherweise mehr ältere Erwachsene mit ZZ-bedingter Lebererkrankung sehen.

Für die Diagnose des AAT-Mangels ist eine Leberbiopsie nicht erforderlich. Sie kann jedoch nützlich sein zur Beurteilung von Ausmaß und Progressionsgeschwindigkeit der Leberschädigung oder zur Untersuchung auf eventuelle andere Lebererkrankungen. Wie bereits erörtert, besteht der Goldstandard für die

Diagnose einer AATM-bedingten Lebererkrankung in der Bestimmung des Phänotyps (PI oder PI-Typ) des AAT-Proteins in einer Serumprobe des Patienten mittels IEF-Gelelektrophorese [3]. Diese Gelanalyse des Phänotyps ist technisch anspruchsvoll und wird daher am besten in einem erfahrenen Referenzlabor durchgeführt. Jedoch werden heute die neuen Verfahren zur Identifikation der mutanten Allelen S und Z, die auf einer PCR der genomischen DNA aus Leukozyten oder aus Zellen der Wangenschleimhaut beruhen, als ebenso aussagekräftig eingeschätzt. Manche Ärzte empfehlen zunächst die Bestimmung des AAT-Serumspiegels als Screening-Test und führen dann, wenn das Ergebnis außerhalb des Normbereichs liegt, den als Goldstandard geltenden Test durch. Dieses Vorgehen ist in einigen Leberzentren gebräuchlich. Die Ergebnisse sollten mit Vorsicht interpretiert werden, da AAT ein Akute-Phase-Protein ist und ein gewisser Anstieg des Serumspiegels während einer systemischen Entzündung auch bei einem ZZ-Patienten zu erwarten ist. Zwar wird der AAT-Spiegel bei ZZ-Patienten niemals in den Normbereich ansteigen, doch hat der Verfasser gelegentlich SZ-Patienten mit Lebererkrankung gesehen, bei denen dies während Episoden mit systemischer Entzündung durchaus der Fall war. Es sollte auch darauf geachtet werden, dass Serum für die Bestimmung der AAT-Konzentration oder des Phänotyps nicht abgenommen wird, wenn der Patient kurz zuvor eine Plasmatransfusion erhalten hat, wie sie manchmal zur Behandlung von Patienten mit schwerer Lebererkrankung angewendet wird. In einer derartigen Situation sollte einer der DNA-basierten Tests angewendet werden [1, 3, 8].

Es gibt keine spezifische Behandlung der AATM-assoziierten Lebererkrankungen. Jedoch können die bei vielen Leberleiden gebräuchlichen allgemeinen supportiven Maßnahmen mit Erfolg angewendet werden. Das Management konzentriert sich auf die Vorbeugung von Komplikationen einer chronischen Lebererkrankung, z. B. Blutungen, Aszites, Pruritus, Fehlernährung, Mangel an fettlöslichen Vitaminen, Infektionen, Malignome und Wachstumsstörungen, und auf die Linderung eventueller systemischer Folgen [1, 3, 8]. Manche Ärzte verschreiben routinemäßig Ursodesoxycholsäure, obwohl keine Studien zur Anwendung dieser Substanz bei AAT-Mangel vorliegen. Manche Experten begründen dies mit den antiapoptotischen Eigenschaften von Ursodesoxycholsäure, die in In-vitro-Studien dokumentiert wurden und theoretisch in der Lage sind, den proapoptotischen Effekten der intrazellulären Retention von mutanten AAT-Z-Polymeren entgegenzuwirken.

Viele Patienten sind gesund und benötigen nur ein konservatives Monitoring in Form von seltenen Besuchen bei einem Arzt, der sich mit Lebererkrankungen auskennt. Die Überwachung auf progressive Lebererkrankungen erfordert Sorgfalt und Aufmerksamkeit für viele Aspekte des Gesundheitszustands des Patienten. Dies schließt mehrfache Befragungen nach leberbedingten Symptomen wie z. B. Juckreiz und Müdigkeit sowie wiederholte umfangreiche körperliche Untersuchungen zur Überwachung auf Hepatosplenomegalie oder andere, weniger auffällige, Zeichen einer Lebererkrankung ein. Die Laboruntersuchungen sollten sich nicht auf die Serumtransaminasen beschränken, da manche Patienten mit Zirrhose normale oder fast normale AST- und ALT-Spiegel aufweisen. Gelegentlich sollten der Bilirubinspiegel, der Gerinnungsstatus und die Konzentration an fettlöslichen Vitaminen untersucht werden. Aus Besorgnis wegen des erhöhten Leberkarzinomrisikos wenden manche erfahrene Ärzte routinemäßig, aber nicht häufig, entsprechende bildgebende Screening-Verfahren oder biochemische Überwachungsmethoden an. Jedoch können manche Patienten mit erheblicher Leberschädigung und sogar mit Zirrhose über viele Jahre stabil bleiben, ohne nennenswerte Interventionen zu benötigen. Wenn sich tatsächlich eine lebensbedrohliche Lebererkrankung entwickelt, wird häufig – und mit hervorragenden Erfolgsraten – eine Lebertransplantation durchgeführt. Nach einer solchen Transplantation ist eine Normalisierung des Serumbefundes bezüglich Phänotyp und AAT-Konzentration zu beobachten, d. h. der Phänotyp entspricht MM, wenn wir annehmen, dass der Spender ein MM-Typ war. Allgemein wird angenommen, dass die Lungenfunktion nach einer Lebertransplantation nicht weiter abnimmt, sich aber nicht verbessert. Eine prospektive Bestätigung dieser logischen Schlussfolgerung liegt allerdings nicht vor. Die Substitutionstherapie mit exogenem AAT hat keine Auswirkungen auf die Entwicklung der Lebererkrankung, da die Leberschädigung durch die Akkumulation von mutantem AAT-Z-Protein in den Hepatozyten und nicht durch einen Mangel an zirkulierender Antiprotease-Aktivität verursacht wird.

Für eine Korrelation zwischen der Entwicklung einer Lebererkrankung und dem Raucherstatus oder einer sonstigen Schadstoffexposition der Lunge liegen keine Beweise vor. Dagegen lassen einige Studien darauf schließen, dass Passivrauchen und die Exposition gegenüber Luftverschmutzungen in der Kindheit wichtige Risikofaktoren für die Entwicklung eines AATM-assoziierten Emphysems im Erwachsenenalter darstellen [3]. Prospektive Studien deuten darauf hin, dass die Identifikation von Patienten mit AAT-Mangel im Kindesalter den Anteil derjenigen, die als Erwachsene rauchen, drastisch sinken lässt und daher die Morbidität und Mortalität durch Lungenerkrankungen reduziert [20,21]. ZZ-Kinder und ihre in demselben Haushalt lebenden Kontaktpersonen müssen daher dringend davor gewarnt werden, zu rauchen, auch wenn sie hauptsächlich wegen ihrer Lebererkrankung medizinisch auffällig sind. Kinder mit AAT-Mangel vom ZZ-Typ entwickeln in der Regel kein klinisch nachweisbares Emphysem; allerdings kann ihr Risiko für Asthma in der Kindheit erhöht sein [22,23]. ZZ-Kinder werden häufig im Alter von 18 Jahren an einen Pneumologen für Erwachsene zu einer Baseline-Untersuchung überwiesen, es sei denn, sie leiden bereits in der Kindheit an Asthma oder anderen Atemwegssymptomen und bedürfen deshalb einer Behandlung.

Zur Behandlung der Lebererkrankung bei AAT-Mangel wurden verschiedene noch in der Erprobung befindliche Behandlungsstrategien vorgeschlagen, doch hat sich noch keine von ihnen als sicher und wirksam erwiesen. Es bestand und besteht weiterhin intensives Interesse an kleinen Molekülen, die die Faltung des mutanten AAT-Z-Moleküls beeinflussen und die Retention verhindern, der Polymerisation entgegenwirken, die Sekretion ermöglichen oder den Abbau fördern. Wenn die Sekretion verstärkt und die Polymerisierung in der Peripherie verhindert werden könnte, wäre es vielleicht auch möglich, durch ein solches Verfahren die Lungenerkrankung zu behandeln. Das sogenannte chemische Chaperon 4-Phenylbutyrat hat sich *in vitro* und bei Tiermodellen als Mittel erwiesen, mit dem sich die Sekretion des mutanten AAT-Z-Proteins verstärken lässt. In Studien am Menschen konnten jedoch keine therapeutischen Wirkungen der Substanz festgestellt werden, möglicherweise weil die bei Tieren erforderlichen Konzentrationen zur Verbesserung der Sekretion im menschlichen Serum nicht erreicht werden konnten [24]. Mehrere gezielt entwickelte Moleküle wurden *in vitro* getestet und inhibieren nachweislich die Polymerisierung; bislang konnten sie jedoch nicht so weit entwickelt werden, dass klinische Studien möglich gewesen wären [25]. Medikamentöse Strategien mit dem Ziel der Inhibierung bestimmter Schritte der intrahepatischen Schädigungskaskade, z. B. die Anwendung von Ciclosporin zur Inhibierung von Schädigungen der Mitochondrien und zur Besserung der Leberschädigung, haben in Tierstudien zu vielversprechenden Ergebnissen geführt, die jedoch noch nicht auf den Menschen übertragen werden konnten [26]. Es besteht auch fortgesetztes Interesse an einer Hepatozytentransplantation als Verfahren zur „Ersetzung" der ZZ-Leberzellen durch MM-Leberzellen. Wegen des Mangels an lebensfähigen Lebern, von denen geeignete Zellen isoliert werden können, werden weitere Studien in dieser Richtung jedoch erst möglich sein, wenn ein zuverlässiges Verfahren zur Züchtung von Hepatozyten aus einer bislang nicht identifizierten Stammzellquelle entwickelt worden ist. Mehrere Forschergruppen haben in Tierversuchen Gentherapien geprüft, deren Strategie auf dem Versuch basiert, die Expression der Z-Mutante zu verhindern und sie in manchen Fällen durch die Expression des M-Wildtyps zu ersetzen [27,28]. Studien am Menschen zur Gentherapie AATM-bedingter Lebererkrankungen wurden bislang nicht durchgeführt.

Personen mit heterozygotem AAT-Typ, d. h. mit einem normalen M- und einem mutierten Z-Allel („PIMZ" oder „MZ") gelten allgemein als asymptomatisch und haben kein erhöhtes Risiko für eine Lebererkrankung [3]. Die Autoren retrospektiver Studien, die in Fachkliniken durchgeführt wurden, berichten jedoch, dass bestimmte Gruppen von Patienten mit chronischer Lebererkrankung wie z. B. einer Zirrhose unbekannter Genese, manchmal in Assoziation mit einer gleichzeitigen Virus-Hepatitis, signifikant häufiger einen heterozygoten MZ-Status aufweisen, als durch Zufall zu erwarten wäre [3]. Auf einer limitierten, aber nicht ausgewählten Population basierende Studien haben dieses erhöhte Risiko bislang nicht bestätigt [15]. Es liegen auch Einzelberichte über seltene Fälle von Erwachsenen mit MZ-Typ vor, bei denen sich eine Lebererkrankung mit PAS-positiven Globuli in den Hepatozyten entwickelt, ohne dass sonstige Risikofaktoren für eine Lebererkrankung erkennbar wären; allerdings werden die möglichen genetischen oder umweltbedingten Einflüsse auf die Entwicklung dieser Schädigung weiterhin kontrovers diskutiert [3, 29–31]. MZ-Kinder erscheinen vollständig gesund, und auch bei Erwachsenen wird ein MZ-Phänotyp nicht so einfach ohne umfangreiche weitere Abklärung als Ursache einer Lebererkrankung unklarer Genese akzeptiert. Höchstwahrscheinlich wirkt der MZ-Status als genetischer Modifikator, der im Falle einer anderen Lebererkrankung wie z. B. einer Virus-Hepatitis die Schwere der Schädigung verstärkt.

Unstrittig ist, dass gemischt-heterozygote Personen (S- und Z-Allel) dieselbe Lebererkrankung mit PAS-positiven, diastaseresistenten Globuli entwickeln wie ZZ-Patienten. Jedoch ist die Größenordnung des Risikos für eine solche Erkrankung bei SZ-Patienten nicht gut dokumentiert. Das S-Allel ist in der nordamerikanischen und westeuropäischen Bevölkerung häufig anzutreffen, insbesondere auf der iberischen Halbinsel. Physikalisch-chemische Untersuchungen ergaben, dass das mutante AAT-S-Protein nur dann intrazellulär (Hetero-)Polymere bilden kann, wenn es gleichzeitig mit dem mutanten Z-Protein exprimiert wird; dies könnte erklären, warum Leberschädigungen bei SZ-Patienten, nicht jedoch bei Personen mit der SS-Variante auftreten [3, 32, 33]. Mehr als 100 weitere seltene Mutationen des AAT-Gens wurden beschrieben [3]. Einige ihrer Genprodukte führen zu einem normalen (M) Testergebnis bei der Phänotypisierung, können jedoch bei heterozygoten Personen in Kombination mit einem Z-Allel in der Leber akkumulieren und sind daher mit Lebererkrankungen assoziiert [34, 35]. Patienten mit einer derartigen Konstellation werden gewöhnlich daran erkannt, dass sie sehr niedrige AAT-Spiegel im peripheren Blut aufweisen, die nicht im Einklang mit dem Ergebnis der Phänotypisierung stehen.

Der Alpha-1-Antitrypsin-Mangel ist eine häufige Stoffwechselerkrankung der Leber, die Erwachsene und Kinder betreffen kann. Die klinischen Manifestationen sind hochgradig variabel, wobei viele Patienten gesund bleiben oder bis ins hohe Alter nur leichte laborchemische Abnormitäten aufweisen. Die Akkumulation des mutanten Z-Proteins in den Hepatozyten aktiviert eine intrazelluläre Schädigungskaskade, die Autophagie, Schädigung der Mitochondrien und Aktivierung der Caspase umfasst. Genetische und umweltbedingte Krankheitsmodifikatoren gelten als wichtig, sind aber noch nicht gut beschrieben. Die Behandlungsoptionen sind begrenzt und konzentrieren sich hauptsächlich auf supportive Maßnahmen. Künftige Forschungsarbeiten werden wahrscheinlich zu neuen therapeutischen Ansätzen führen. Allerdings stellt der hohe Grad an Variabilität eine Herausforderung für die Planung klinischer Studien dar.

Literatur

[1] Teckman JH, Lindblad D. Alpha-1-antitrypsin deficiency: diagnosis, pathophysiology, and management. Curr Gastroenterol Rep 2006; 8: 14–20.

[2] Rudnick DA, Liao Y, An JK, Muglia LJ, Perlmutter DH, Teckman JH. Analyses of hepatocellular proliferation in a mouse model of alpha-1-antitrypsin deficiency. Hepatology 2004; 39: 1048–1055.

[3] American Thoracic Society/European Respiratory Society Statement: Standards for the Diagnosis and Management of Individuals with Alpha-1 Antitrypsin Deficiency. Am J Respir Crit Care Med 2003; 168: 818–900.

[4] Eriksson S. Alpha-1-antitrypsin deficiency: natural course and therapeutic strategies. In: Falk Symposium 115: Liver Cirrhosis and its Development, Boyer JL, Blum HE, Maier K-P, Sauerbruch T, Stalder GA, ed. 2001. Dordrecht: Kluwer Academic Publishers: 307–315.

[5] Qu D, Teckman JH, Perlmutter DH. Review: alpha 1-antitrypsin deficiency associated liver disease. J Gastroenterol Hepatol 1997; 12: 404–416.

[6] Lindblad D, Blomenkamp K, Teckman J. Alpha-1-antitrypsin mutant Z protein content in individual hepatocytes correlates with cell death in a mouse model. Hepatology 2007; 46: 1228–1235.

[7] Eriksson S. Discovery of alpha 1-antitrypsin deficiency. Lung 1990; 168 (Suppl.): 523–529.

[8] Perlmutter DH. Alpha-1-antitrypsin deficiency: diagnosis and treatment. Clin Liver Dis 2004; 8: 839–859, viii–ix.

[9] Sveger T. Liver disease in alpha1-antitrypsin deficiency detected by screening of 200,000 infants. N Engl J Med 1976; 294: 1316–1321.

[10] Sveger T. Alpha 1-antitrypsin deficiency in early childhood. Pediatrics 1978; 62: 22–25.

[11] Eriksson S. Alpha 1-antitrypsin deficiency. J Hepatol 1999; 30 (Suppl 1): 34–39.

[12] An JK, Blomenkamp K, Lindblad D, Teckman JH. Quantitative isolation of alphalAT mutant Z protein polymers from human and mouse livers and the effect of heat. Hepatology 2005; 41: 160–167.

[13] Sveger T, Eriksson S. The liver in adolescents with alpha 1-antitrypsin deficiency. Hepatology 1995; 22: 514–517.

[14] Teckman JH. Alpha1-antitrypsin deficiency in childhood. Semin Liver Dis 2007; 27: 274–281.

[15] Sveger T. The natural history of liver disease in alpha 1-antitrypsin deficient children. Acta Paediatr Scand 1988; 77: 847–851.

[16] Mowat AP. Alpha 1-antitrypsin deficiency (PiZZ): features of liver involvement in childhood. Acta Paediatr Suppl 1994; 393: 13–17.

[17] Pittschieler K, Massi G. Alpha 1 antitrypsin deficiency in two population groups in north Italy. Padiatr Padol 1988; 23: 307–311.

[18] Eriksson S. A 30-year perspective on alpha 1-antitrypsin deficiency. Chest 1996; 110 (Suppl. 6): 237 – 242.

[19] Eriksson S, Carlson R. Velez R. Risk of cirrhosis and primary liver cancer in alpha 1-antitrypsin deficiency. N Engl J Med 1986: 314: 736–739.

[20] Piitulainen E, Sveger T. Respiratory symptoms and lung function in young adults with severe alpha(1)-antitrypsin deficiency (PiZZ). Thorax 2002; 57: 705–708.

21 Sveger T, Thelin T, McNeil TF. Young adults with alpha 1-antitrypsin deficiency identified neonatally: their health, knowledge about and adaptation to the high-risk condition. Acta Paediatr 1997; 86: 37–40.

22 Sveger T, Piitulainen E, Arborelius Jr M. Lung function in adolescents with alpha 1-antitrypsin deficiency. Acta Paediatr 1994; 83: 1170–1173.

23 Eden E, Hammel J, Rouhani FN, Brantly ML, Barker AF, Buist AS, Fallat RJ, Stoller JK, Crystal RG, Turino GM. Asthma features in severe alpha1-antitrypsin deficiency: experience of the National Heart, Lung, and Blood Institute Registry. Chest 2003; 123: 765–771.

24 Teckman JH. Lack of effect of oral 4-phenylbutyrate on serum alpha-1-antitrypsin in patients with alpha-1-antitrypsin deficiency: a preliminary study. J Pediatr Gastroenterol Nutr 2004; 39: 34–37.

25 Mallya M, Phillips RL, Saldanha SA, Gooptu B, Brown SC, Termine DJ, Shirvani AM, Wu Y, Sifers RN, Abagyan R, Lomas DA. Small molecules block the polymerization of Z alpha1-antitrypsin and increase the clearance of intracellular aggregates. J Med Chem 2007; 50: 5357–5363.

26 Teckman JH, An JK, Blomenkamp K, Schmidt B, Perlmutter D. Mitochondrial autophagy and injury in the liver in alpha 1-antitrypsin deficiency. Am J Physiol Gastrointest Liver Physiol 2004; 286: 851–862.

27 Cruz PE, Mueller C, Cossette TL, Golant A, Tang Q, Beattie SG, Brantly M, Campbell-Thompson M, Blomenkamp KS, Teckman JH, Flotte TR. *In vivo* post-transcriptional gene silencing of alpha-1 antitrypsin by adeno-associated virus vectors expressing siRNA. Lab Invest 2007; 87: 893–902.

28 Duan YY, Wu J, Zhu JL, Liu SL, Ozaki I, Strayer DS, Zern MA. Gene therapy for human alpha1-antitrypsin deficiency in an animal model using SV40-derived vectors. Gastroenterology 2004; 127: 1222–1232.

29 Pittschieler K. Liver disease and heterozygous alpha-1-antitrypsin deficiency. Acta Paediatr Scand 1991; 80: 323–327.

30 Kaserbacher R, Propst T, Propst A, Graziadei I, Judmaier G. Vogel W. Association between heterozygous alpha 1-antitrypsin deficiency and genetic hemochromatosis. Hepatology 1993; 18: 707–708.

31 Propst T, Propst A, Dietze O, Judmaier G, Braunsteiner H, Vogel W. High prevalence of viral infection in adults with homozygous and heterozygous alpha 1-antitrypsin deficiency and chronic liver disease. Ann Intern Med 1992; 117: 641–645.

32 Mahadeva R, Chang WS, Dafforn TR, Oakley DJ, Foreman RC, Calvin J, Wight DG, Lomas DA. Heteropolymerization of S, I, and Z alpha1-antitrypsin and liver cirrhosis. J Clin Invest 1999; 103: 999–1006.

33 Teckman JH, Perlmutter DH. The endoplasmic reticulum degradation pathway for mutant secretory proteins alpha1-antitrypsin Z and S is distinct from that for an unassembled membrane protein. J Biol Chem 1996; 271: 13215–13220.

34 Lomas DA, Elliott PR, Sidhar SK, Foreman RC, Finch JT, Cox DW, Whisstock JC, Carrell RW. alpha 1-Antitrypsin Mmalton (Phe52-deleted) forms loop-sheet polymers *in vivo*. Evidence for the C sheet mechanism of polymerization. J Biol Chem 1995; 270: 16864–16870.

35 Lomas DA, Finch JT, Seyama K, Nukiwa T, Carrell RW. Alpha 1-antitrypsin Siiyama (Ser53→Phe). Further evidence for intracellular loop-sheet polymerization. J Biol Chem 1993; 268: 15333–15335.

6 Krankheitsmanifestationen außerhalb von Lunge und Leber

James K. Stoller, Loutfi S. Aboussouan
Cleveland Clinic, Respiratory Institute, A-90, 9500 Euclid Avenue, Cleveland, OH 44195, USA

6.1 Einleitung

Der Alpha-1-Antitrypsin-Mangel (AATM) zeigt ein wechselndes klinisches Bild. Lungen- und Lebererkrankungen sind häufige Manifestationen. Weniger häufig sind Pannikulitis und Vaskulitis, doch ist diese Assoziation eindeutig belegt. Assoziationen zwischen AATM und anderen Erkrankungen wurden ebenfalls vermutet, sind aber nicht sicher nachgewiesen. In diesem Kapitel werden die klinischen Manifestationen des AATM vorgestellt, die nicht die Lunge oder die Leber betreffen. Wir beschreiben die Charakteristika dieser Erkrankungen und die klinischen Befunde bei den betroffenen Personen, das Evidenzniveau bezüglich der Assoziationsstärke mit dem AATM und, soweit möglich, die Pathogenese dieser „anderen" Erkrankungen.

6.2 Pannikulitis

Die Pannikulitis ist definiert als Entzündung des Unterhautgewebes, d. h. der aus faserigem Bindegewebe und Fettgewebe bestehenden Schicht, die unter der Haut liegt und die Gefäße sowie die stützenden Weichgewebe umhüllt [1,2]. Einer Pannikulitis können viele Erkrankungen zugrunde liegen, darunter ein AAT-Mangel. Wie im Folgenden erörtert wird, stellt die Pannikulitis eine nicht sehr häufig vorkommende und nur wenig untersuchte klinische Manifestation des AATM dar.

Epidemiologie der AATM-assoziierten Pannikulitis

Über eine Pannikulitis in Assoziation mit einem AATM berichteten als erste Warter et al. [3]. Sie beschrieben eine junge Frau mit roten, knotigen, schmerzhaften Ulzera. Seitdem wurde über nicht einmal 50 Fälle von Pannikulitis bei AATM-Patienten berichtet [4]. Ein weiterer Beleg für die Seltenheit der Pannikulitis ist die Tatsache, dass von den 1129 Teilnehmern des National Heart, Lung, and Blood Institute Registry of Individuals with Severe Deficiency of Alpha-1-Antitrypsin (Register des National Heart, Lung, and Blood Institute für Personen mit schwerem Alpha-1-Antitrypsin-Mangel) nur einer an einer Pannikulitis litt [5,6]. In anderen Reviews berichteten O'Riordan et al. [7], dass bis Ende 1997 nur 28 Patienten mit dieser Manifestation in 4 Studien aufgenommen wurden, und Geraminejad et al. [1] beschrieben bis Ende 2004 nur 41 Patienten. Aus der Zeit danach gibt es unseres Wissens 4 weitere Fallberichte. Dazu kommen mehrere Fälle, die von Kollegen behandelt wurden, ohne dass über sie berichtet wurde.

Die AATM-assoziierte Pannikulitis tritt mit gleicher Häufigkeit bei Männern und Frauen auf [8] und betrifft Patienten mit verschiedenen Alpha-1-Antitrypsin-Phänotypen. Humbert et al. berichteten über 26 Patienten mit AATM-assoziierter Pannikulitis, bei denen folgende Verteilung der AAT-Phänotypen festgestellt wurde: 62% PI*ZZ, 5% PI*MZ, 8% PI*MS, 4% PI*SNull und 8% nicht charakterisiert [8]. Ähnlich berichteten O'Riordan et al., dass von 28 gemeldeten Patienten 64% den Phänotyp PI*ZZ und die übrigen PI*MZ, PI*MS und PI*SS aufwiesen [7]. Auch in dieser 2. Serie waren beide Geschlechter gleich stark betroffen, und das Durchschnittsalter betrug 39,7 Jahre (Spannweite: 7–73 Jahre). Geraminejad et al. fassten die Erfahrungen der 41 Fälle mit AATM-assoziierter Pannikulitis, die bis Ende 2004 vorlagen, folgendermaßen zusammen: Das Durchschnittsalter betrug 38,7 Jahre, 65% der Patienten waren Frauen, und der Phänotyp war PI*ZZ bei 70,0% (n = 28), PI*MZ bei 12,5%, PI*MS bei 12,5% (n = 5), PI*SZ bei 2,5% (n = 1) und PI*SS bei 2,5% der Patienten [1].

Da die Pannikulitis als Komplikation bei Patienten mit denjenigen AAT-Phänotypen (z. B. PI*MZ) auftritt, bei denen der AAT-Serumspiegel über der „schützenden Schwelle" liegt, unterhalb derer das Emphysemrisiko ansteigt (11 µmol [9]), haben Personen mit AAT-assoziierter Pannikulitis in der Regel keine obstruktive Lungenerkrankung. Außerdem kommt es bei den AAT-Varianten, die mit Pannikulitis assoziiert sind (z. B. PI*MS [1]) nicht zu einer Schleifen-Faltblatt-Polymerisierung [10, 11], sodass die Patienten mit AATM-assoziierter Pannikulitis auch keine Lebererkrankung haben. Gleichzeitig beschrieben Gross et al. kürzlich eine Pannikulitis bei einer Person mit dem Phänotyp PI*ZZ, bei der in der Haut AAT-Polymere festgestellt wurden; dies stützt die These einer entzündlichen Pathogenese der AATM-assoziierten Pannikulitis [11].

Klinische und histologische Manifestationen der AATM-assoziierten Pannikulitis

Charakteristisch für die Pannikulitis sind rote, schmerzhafte Knötchen, die manchmal nekrotisch werden und eine ölige Flüssigkeit absondern (Abb. 6.**1 a, b**) [12–16]. Sie treten häufig an leicht zu traumatisierenden Stellen wie z. B. den Schenkeln oder dem Gesäß, dem Bauch oder den oberen Extremitäten auf (Abb. 6.**1 a, b**). In einem Review über die 41 Fälle von AATM-bedingter Pannikulitis wurden, bezogen auf diejenigen Patienten, von denen entsprechende Angaben vorlagen, in 44 % der Fälle Schenkel, Hüften, Gesäß und Leistengegend als Lokalisation der erythematösen Plaques und Knötchen genannt [1]. Auslöser der Pannikulitis waren Traumata (angegeben in 35 % der Fälle) [1], kryochirurgische Eingriffe [17] und Extravasation von intravenösem Clarithromycin [18]. Von Pannikulitis-Formen anderer Genese unterscheidet sich die AATM-assoziierte Pannikulitis durch häufigere Ulzeration, Flüssigkeitsabsonderung und histologischen Nachweis einer Nekrose mit Gewebsverflüssigung und Zerstörung des Elastins [19, 20]. Konkret nannten Smith et al. in ihrer Beschreibung von 15 Personen mit AAT-Mangel und Pannikulitis folgende Inzidenzwerte: Ulzeration 53 % versus 17 %, Flüssigkeitsabsonderung 33 vs. 15 %, histologischer Nachweis von Nekrosen 55 vs. 19 % und Schädigung des elastischen Gewebes 70 vs. 47 % [19, 20].

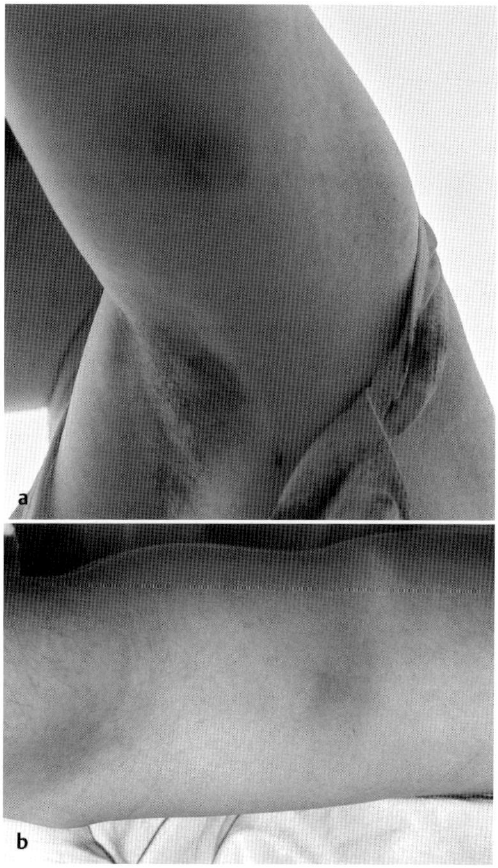

Abb. 6.**1** Hautläsionen bei 2 verschiedenen Patienten mit Pannikulitis auf dem Boden eines Alpha-1-Antitrypsin-Mangels (**a** aus Gross et al. [11] mit freundlicher Genehmigung, **b** aus Stoller und Piliang [4] mit freundlicher Genehmigung).

Nach ihrem histopathologischen Muster wird die Pannikulitis als „lobulär", „septal" oder „gemischt" klassifiziert. Beim AATM ist klassischerweise ein lobuläres Muster zu beobachten, doch wurden beide histologischen Muster beschrieben. Weitere histologische Unterscheidungsmerkmale, die für einen AAT-Mangel als Ursache einer Pannikulitis sprechen, sind eine starke Neutrophilen-Reaktion mit der charakteristischen Aufspleißung der Kollagenbündel, eine akute, hauptsächlich lobuläre Entzündung mit Nekroseherden im Fettgewebe neben großen Bereichen von normalem Fettgewebe, Elastolyse und Zeichen einer Progression durch die genannten Stadien (Abb. 6.**2**).

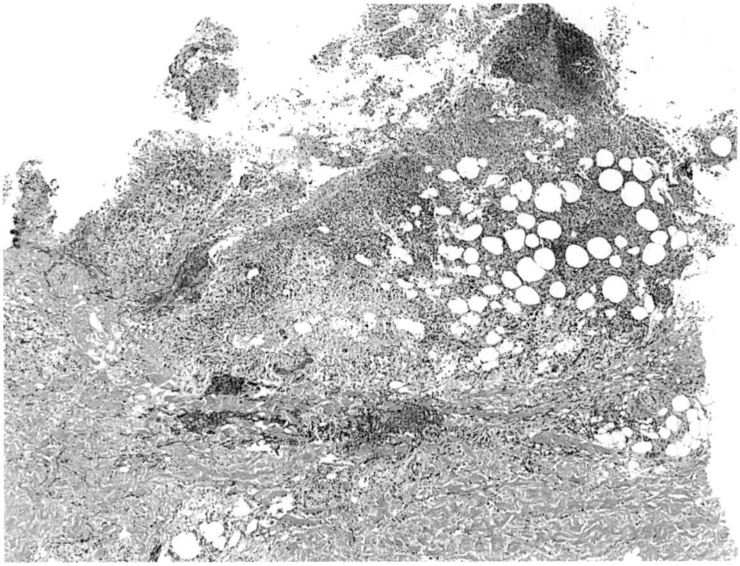

Abb. 6.2 Histopathologischer Schnitt einer Pannikulitis: Nachweis einer eitrigen lobulären Pannikulitis bei geringer Vergrößerung (4 ×). Zu beachten sind die zahlreichen Neutrophilen und die Nekrose in den tiefen Schichten der Dermis und in der Subkutis. (Aus Stoller und Piliang [4] mit freundlicher Genehmigung.)

Pathophysiologie der Pannikulitis

Die Pathogenese der AATM-assoziierten Pannikulitis ist noch nicht vollständig geklärt. Jedoch scheint die Erkrankung durch eine ungehemmte proteolytische Schädigung des subkutanen Fettgewebes bedingt zu sein, ähnlich der Pathogenese des Lungenemphysems bei Personen mit schwerem AAT-Mangel [9]. Als Argumente für eine entzündliche Pathogenese der Pannikulitis werden das Vorhandensein entzündlicher Exsudate im Subkutangewebe und die Tatsache angeführt, dass die klinischen Läsionen der AATM-assoziierten Pannikulitis nach Infusion von gereinigtem, gepooltem humanen AAT rasch abklingen [7, 19, 21].

Therapie der AATM-assoziierten Pannikulitis

Wie aus Tab. 6.1 hervorgeht, wird die AATM-assoziierte Pannikulitis auf vielfältige Weise therapiert – mit unterschiedlichem Erfolg. So z. B. mit Antiphlogistika, Antibiotika, Chemotherapeutika, Plasmaaustausch und Augmentationstherapie mit AAT aus gepooltem menschlichen Plasma. Smith et al. berichteten zusammenfassend über ihre ersten Erfahrungen: Danach sprachen von 11 Patienten 27% auf Kortikosteroide an, und von den wenigen Patienten, die mit Cyclophosphamid oder Colchicin behandelt wurden, erzielten 50% eine positive klinische Wirkung [19, 20]. Wie angesichts der geringen Zahl der berichteten Fälle zu erwarten, liegt kein umfangreiches, wohlorganisiertes Datenmaterial über die Erfahrungen bei der Behandlung der AATM-assoziierten Pannikulitis vor. Zudem bildet bei kleinen Fallzahlen die Möglichkeit eines spontanen Abklingens der AATM-assoziierten Pannikulitis einen Störfaktor für die Interpretation des klinischen Ansprechens auf die Therapie [1].

Als spezifische Behandlungsstrategie zur Verhinderung der Elastolyse bei AATM-assoziierter Pannikulitis ist die Augmentationstherapie attraktiv. In dem ersten Bericht über eine Augmentationstherapie bei Pannikulitis beschrieben Furey et al. eine 62-jährige Frau mit PI*ZZ-AATM (Serumspiegel 24 mg%) und roten Knötchen an den Schenkeln. Nach erfolgloser 3-wöchiger Anwendung von Doxycyclin erhielt die Patientin einmalig eine Infusion mit Alpha-1-Antitrypsin aus gepooltem Humanplasma (60 mg/kg) und reagierte darauf mit einer dramatischen klinischen Besserung, angeblich „innerhalb von 24 Stunden“ [21]. In einem 2. Bericht von O'Riordan et al. wurde eine 2. 62-jährige Frau mit einem Serumspiegel von 23 mg% (Phänotyp nicht angegeben) beschrieben, die auf 3 im Abstand von jeweils einer Woche verabreichte Dosen von 60 mg/kg Alpha-1-Antitrypsin aus gepooltem Humanplasma dramatisch ansprach [7]. Ein 3. Bericht von Gross et al. bezog sich auf einen Patienten mit refraktärer Pannikulitis, bei dem in zeitlichem Zusammenhang mit der wöchentlichen Verabreichung einer Augmen-

Tabelle 6.**1** Therapie der Alpha$_1$-Antitrypsin-Mangel-assoziierten Pannikulitis: Zusammenfassung der Erfahrungen (modifiziert nach Stoller und Piliang [4]).

Therapie	Anteil der Responder (%) bei Monotherapie oder Kombination mit anderen Arzneimitteln
Doxycyclin/Minocyclin	87,5% (N = 8)
Cloxacillin/Nafcillin	100% (N = 3)
Dapson	90,0% (N = 23)
Kortikosteroide	63,2% (N = 19)
nicht steroidale Antiphlogistika	100% (N = 1)
Cyclophosphamid	50% (N = 2)
Lugol'sche Lösung	0 (N = 1)
Plaquenil/Chloroquin	33,3% (N = 3)
intravenöse Augmentationstherapie	100% (N = 3)
Plasmaaustausch	100% (N = 1)
Lebertransplantation	100% (N = 1)
Stickstoff-Lost	0 (N = 1)

tationstherapie in höherer Dosierung als üblich (90 mg/kg 1 × wöchentlich) eine Besserung zu beobachten war [11]. Diese zwar nur in geringer Zahl vorliegenden, aber inhaltlich übereinstimmenden Erfahrungsberichte lassen die intravenöse Augmentation als Erfolg versprechende Option für die Behandlung der AATM-assoziierten Pannikulitis erscheinen; dies gilt möglicherweise besonders für refraktäre Fälle.

6.3 Multisystem-Vaskulitis

ANCA-positive Vaskulitis

Die Vermutung einer Assoziation zwischen Vaskulitis und AAT-Mangel basiert auf der Beobachtung einer unerwartet hohen Häufigkeit bestimmter AAT-Varianten bei Patienten mit Multisystem-Vaskulitiden (z. B. mit antineutrophilen zytoplasmatischen Antikörpern [C-ANCA] oder Antiproteinase-3 [PR-3]) und Glomerulonephritis. Ein Zusammenhang zwischen C-ANCA-Vaskulitis und AAT-Mangel wurde erstmals 1993 vermutet [22, 23]. Seitdem wurde in vielen Untersuchungen in verschiedenen Ländern bei Patienten mit C-ANCA-Vaskulitis (Wegener-Granulomatose und mikroskopische Polyangiitis) eine unerwartet hohe Häufigkeit sowohl der homozygoten als auch der heterozygoten AAT-Mangel-Varianten festgestellt (Tab. 6.**2**). Im Vergleich zu den Kontrollpersonen war die Häufigkeit der Z-Varianten bei C-ANCA-positiven Personen auf das 3,1- (U. K.) bis 9,3-Fache (Frankreich) erhöht. Von den Probanden mit C-ANCA-positiver Vaskulitis waren 0,96 – 8,1% PI*ZZ-homozygot [22]. Umgekehrt untersuchten Audrain et al. die Häufigkeit von C-ANCA-Positivität bei Personen mit PI*ZZ-Phänotyp und stellten eine Zunahme im Vergleich zu Personen mit PI*MM-Phänotyp fest (7,2 vs. 2,8%, $p < 0{,}005$); dieser Befund stützt die These einer Assoziation zwischen C-ANCA-Antikörpern und AATM [24]. Einem Bericht zufolge war bei Patienten mit C-ANCA-Vaskulitis eine erhöhte Häufigkeit des Z-Allels im Vergleich zu den Kontrollen zu beobachten, während die Häufigkeit des S-Allels nicht erhöht war. Im Gegensatz dazu war bei Patienten mit P-ANCA die Häufigkeit des S-Allels erhöht, die Zunahme des Z-Allels dagegen nicht signifikant [25].

Die Assoziation zwischen C-ANCA-Antikörpern und AAT-Mangel-Allelen hat Implikationen für die Prognose. So war beispielsweise in einer Studie mit Patienten,

Tabelle 6.**2** PI-Phänotypen bei Anti-PR-3-(C-ANCA-)positiven Patienten mit Vaskulitis (modifiziert nach Esnault et al. [22]).

	Frankreich	Schweden	Österreich	Australien	U. K.	Dänemark
Anzahl der Patienten	37	105	32	31	99	44
PI*ZZ	3	1	2	1	1	0
Häufigkeit des Z-Allels	17,6	9	10,9	6,5	5,6	9,1
Häufigkeit des Z-Allels in der Kontrollgruppe	1,9	2,4	1,4	0,9	1,8	2,4

die gegen die Proteinase-3 gerichtete antineutrophile zytoplasmatische Antikörper aufwiesen, die Mortalität der heterozygoten Probanden mit einem Z-Allel höher als die Mortalität derjenigen ohne Z-Allel [26].

Bezüglich anderer AAT-Mangel-Allele hat bislang eine einzige Studie über eine Assoziation zwischen der PI*S-Variante und der C-ANCA-positiven Vaskulitis berichtet. In 2 Studien aus dem Vereinigten Königreich und aus Italien wurde auch unter den Patienten mit P-ANCA-positiver Vaskulitis (Antimyeloperoxidase-positiv) eine erhöhte Häufigkeit von Personen mit dem S-Allel registriert [25,27]. In der zuletzt genannten Studie wurden unter den C-ANCA- ebenso wie unter den P-ANCA-positiven Patienten mehr PI*MZ-Träger identifiziert als unter den Kontrollen (8 vs. 1,5%) [27]. In einem Einzelbericht wurde auch ein Patient mit PI*$ZM_{Procida}$-Phänotyp beschrieben, dessen C-ANCA-positive systemische Vaskulitis sich als Morbus Crohn manifestierte [28].

Wichtig ist, dass die These einer Assoziation zwischen AATM und C-ANCA-positiver Vaskulitis durch plausible pathogene Mechanismen gestützt wird. Insbesondere im extravasalen Raum spielt AAT eine wichtige Rolle, weil es an die Proteinase-3 bindet und diese hemmt. Bei dem genannten Enzym handelt es sich um eine der Neutrophilen-Elastase ähnliche Serin-Protease, die in den primären Granula der Neutrophilen lokalisiert ist und starke gewebszerstörende Eigenschaften aufweist. Es wurde vermutet, dass der AAT-Mangel eine Autoimmunreaktion auslöst, indem er eine verstärkte extrazelluläre Exposition gegenüber PR-3 zulässt [29]. Möglich ist aber auch, dass ein Koppelungs-Ungleichgewicht die Vererbung wichtiger Autoimmungene zusammen mit den abnormen AAT-Phänotypen begünstigt [25]. Schließlich ist denkbar – wenngleich nicht bewiesen –, dass zirkulierende Z- oder S-Polymere eine Reaktion in Form einer Vaskulitis auslösen können.

Aufgrund dieser Befunde wurde in das gemeinsame Statement von American Thoracic Society und European Respiratory Society die Empfehlung aufgenommen, bei Personen mit C-ANCA-positiver Vaskulitis die Möglichkeit einer genetischen Testung auf AAT-Mangel zu besprechen (Empfehlungstyp B) [30]. Da Heterozygotie und andere Mangelvarianten von Interesse sind und es sich beim AAT um ein Akute-Phase-Protein handelt, kann der Mangel bei Vorliegen einer aktiven Vaskulitis maskiert sein, sodass die Bestimmung des Phänotyps erforderlich ist [31]. Die Implikationen einer solchen Testung beschränken sich nicht auf die Alpha-1-Antitrypsin-Augmentationstherapie. So kann z.B. ein Plasma-Ersatz erwogen werden, um im Falle der Behandlung eines Patienten mit AAT-Mangel und Wegener-Granulomatose mittels Plasmapherese eine weitere AAT-Depletion zu verhindern [26].

ANCA-negative Vaskulitis

Bei Patienten mit verschiedenen AAT-Varianten wurde auch über eine systemische C-ANCA-negative Vaskulitis berichtet. So beschrieben beispielsweise Gamblicher et al. das Bild eines AATM (allerdings ohne Angabe des Phänotyps), einer autoimmunologisch bedingten hämolytischen Anämie, einer leukozytoklastischen kutanen Vaskulitis und einer nekrotisierenden Vaskulitis der Atemwege bei einem Patienten mit Colitis ulcerosa seit 5 Jahren [32]. Auch liegt ein Bericht über eine schwere Vaskulitis-Episode bei einem Patienten mit primärem Sjögren-Syndrom und dem Phänotyp MZ vor [31]. In einem Einzelbericht aus Japan wird ein Patient mit C-ANCA-negativer systemischer Vaskulitis beschrieben, bei dem die seltene AAT-Variante $M_{nichinan}$ mit Phe52-Deletion und Austausch von Gly gegen Arg in Position 148 festgestellt wurde [33].

Schließlich beschreibt ein Bericht aus der Zeit, als noch keine ANCA-Testung möglich war, einen Patienten mit schwerem AAT-Mangel, diffuser Vaskulitis der Haut, rasch fortschreitender Glomerulonephritis und Kolitis [34].

6.4 Rheumatoide Arthritis und ankylosierende Spondylitis

Studien belegen, dass AAT in arthritischen Gelenken zum Teil durch aktivierte neutrophile Granulozyten inaktiviert wird [35] und dass die Elastase an der Freisetzung von TNF-α in entzündeten arthritischen Gelenken beteiligt ist [36]. Auf diesem Hintergrund wurde in mehreren Berichten der Frage nachgegangen, welche Rolle proteolytische Enzyme und der Mangel an AAT als Ursache für die charakteristischen Knorpelerosionen bei rheumatoider Arthritis spielen. Mehrere Fallberichte beschreiben Personen mit AATM-assoziierter Lebererkrankung und rheumatoider Arthritis [37], und in größeren Studien aus Kanada und Schweden wurde eine erhöhte Häufigkeit von AAT-Mangel-Phänotypen (MZ, MS, MF und SZ) bei Patienten mit rheumatoider Arthritis im Vergleich zur Allgemeinbevölkerung nachgewiesen, insbesondere bei Männern [38,39]. Im Gegensatz dazu ergab eine andere Studie bei 104 britischen Patienten mit rheumatoider Arthritis kein vermehrtes Auftreten des Z-Allels [40]. In 2 weiteren Studien wurde über eine erhöhte Prävalenz des M1M2-Phänotyps bei rheumatoider Arthritis berichtet [41,42].

Zwei Fallkontrollstudien über insgesamt 150 Patienten mit ankylosierender Spondylitis ergaben keinen Unterschied zwischen den Patienten und den Kontrollprobanden hinsichtlich der Verteilung der AAT-Phänotypen [43,44].

Alpha-1-Antitrypsin übt bei entzündlichen Störungen eine Schutzwirkung aus. So kann ein zufälliges Zusammentreffen von AATM und verschiedenen entzündlichen Erkrankungen zu einem aggressiveren Verlauf der Entzündung beitragen, auch wenn keine direkte Assoziation besteht. In einer Studie mit Patienten mit rheumatoider Arthritis und ankylosierender Spondylitis wurde jedoch festgestellt, dass der Elastase-AAT-Komplex, der als Index der Neutrophilen-Aktivierung gemessen wurde, kein Akute-Phase-Reaktans darstellt und nicht mit einer Besserung der Krankheitsaktivität korreliert [45].

6.5 Chronische Rhinosinusitis

In Assoziation mit dem AATM wurde eine chronische Rhinosinusitis beschrieben [46]. Studien aus Deutschland [47] und Russland [48] ergaben eine auf das Drei- bis 5-Fache erhöhte Prävalenz heterozygoter AAT-Mangel-Varianten bei Patienten mit chronischer polypoider Rhinosinusitis (bei Einbeziehung von PI*MZ in der russischen sowie PI*MZ und PI*MS in der deutschen Studie). Diese Befunde sprechen dafür, dass die ungehemmte Neutrophilen-Elastase eine wichtige Rolle bei der Unterhaltung der Schleimhautentzündung spielt [46]. Die Stärke dieser Assoziation ist jedoch ungewiss.

6.6 Gastrointestinale Manifestationen

Pankreatitis

Bei einer Pankreatitis werden Pankreastrypsin, Chymotrypsin und Elastase freigesetzt, Enzyme, die alle durch AAT inhibiert werden können [49]. Ausgehend von dieser Tatsache wurde der AAT-Mangel mit der Entwicklung einer chronischen Pankreatitis in Verbindung gebracht. Möglich – wenngleich nicht bewiesen – ist, dass der AAT-Mangel einen Marker für zelluläre Defekte darstellt, an denen Zellen der Pankreasgänge und -azini beteiligt sind [50]. In zahlreichen Fallberichten wurde eine Assoziation zwischen AATM und Pankreatitis festgestellt, wobei die Störungen spontan [51], im Zusammenhang mit einer Coxsackie-Virus-infektion [52] oder nach einer ERCP [53] auftraten. Eine Studie, an der 110 Patienten mit chronischer Pankreatitis teilnahmen, ergab eine erhöhte Prävalenz des PI*MZ-Phänotyps im Vergleich zur Kontrollgruppe [54]. Zwar waren die meisten Patienten in dieser Studie Alkoholiker, doch zeigte eine weitere Studie eine ähnliche Verteilung und Häufigkeit der AAT-Phänotypen bei Patienten mit alkoholischer Pankreatitis und Kontrollprobanden ohne Pankreatitis [55]. Auch in anderen Studien gelang es nicht, Unterschiede hinsichtlich der AAT-Phänotypen zwischen Patienten mit akuter [56] bzw. chronischer Pankreatitis [56,57] und den Kontrollpersonen nachzuweisen. Insgesamt sind die Daten, die AATM und Pankreatitis in Verbindung bringen, nicht schlüssig, wobei in den meisten größeren Studien keine Assoziation nachgewiesen werden konnte, möglicherweise weil Pankreastrypsin auch durch Antiplasmin und Antithrombin wirksam inhibiert wird, und dies sogar mit schnelleren Inhibitionskonstanten als durch AAT [49].

Entzündliche Darmerkrankungen

In Assoziation mit der Multisystem-Vaskulitis wurden entzündliche Darmerkrankungen beschrieben. So berichteten beispielsweise Lonardo et al. über einen Patienten mit PI*$ZM_{procida}$ und C-ANCA-positiver systemischer Vaskulitis, die sich als Morbus Crohn (MC) [28] manifestierte, während Gamblicher et al. einen Patienten mit AATM, autoimmunologisch bedingter hämolytischer Anämie, ANCA-negativer kutaner leukozytoklastischer Vaskulitis, nekrotisierender Vaskulitis der Atemwege und Colitis ulcerosa (CU) seit 5 Jahren vorstellten [32]. Im Gegensatz dazu wurde in einer Studie über 95 nicht ausgewählte Patienten mit CU und 63 Patienten mit MC-ANCA-Positivität häufiger bei CU (64,3%) als bei MC (17,5%) beobachtet, und es bestand keine Korrelation zwischen Krankheitsaktivität und positivem Ergebnis des ANCA-Tests oder einem Protease-/Antiprotease-Ungleichgewicht [58].

In einem retrospektiven Review von Berichten über Patienten, die sowohl an AATM als auch an entzündlicher Darmerkrankung litten, identifizierten Yang et al. 7 Patienten mit CU und AATM (4 PI*ZZ und 3 PI*MZ) und 3 mit MC und AATM (2 PI*ZZ und 1 PI*MZ). Neun der 10 Patienten mit entzündlicher Darmerkrankung und AATM mussten operiert werden; dies weist auf die Möglichkeit hin, dass die Assoziation eine Untergruppe mit einem Phänotyp betrifft, bei dem der AATM mit schweren Formen der entzündlichen Darmerkrankungen assoziiert ist [59].

In einer Analyse der AATM-Phänotypen anhand von 300 Blutproben von Patienten mit MC oder CU und gesunden Kontrollprobanden wurde festgestellt, dass das PI*Z-Allel nur mit MC assoziiert war [60]. Kein Unterschied zwischen MC und CU wurde im Gegensatz dazu in einer anderen Studie hinsichtlich der Häufigkeit des Z-Allels im Vergleich zu den Kontrollen oder hinsichtlich der Verteilung der AAT-Phänotypen gefunden [61]. Auf der Basis dieser widersprüchlichen Ergebnisse ist die Frage einer Assoziation zwischen AATM und entzündlichen Darmerkrankungen weiterhin nicht geklärt.

Zöliakie

In den Epithelzellen der gesunden Dünndarmschleimhaut des Menschen wurde Alpha-1-Antitrypsin-Immunreaktivität nachgewiesen. Das Dünndarmepithel könnte somit eine Quelle von AAT sein [62]. Fallberichte belegen, dass der AATM (unter Einschluss wahrscheinlicher PI*ZZ-, PI*SZ- und sonstiger heterozygoter Konstellationen) bei Personen mit Zöliakie auftritt [63–65]. In umfangreicheren Fallkontrollstudien aus Spanien [66] und Irland [67] konnten jedoch keine Unterschiede zwischen Patienten mit Zöliakie und Kontrollprobanden hinsichtlich der Verteilung der AAT-Phänotypen nachgewiesen werden. Obgleich eine Autorengruppe nur bei 4 von 14 (29%) Erwachsenen mit Zöliakie eine AAT-Immunreaktivität feststellte [62], war in einer größeren Studie die AAT-Immunreaktivität bei 24 von 35 (68,5%) Patienten mit Zöliakie erhalten, verglichen mit 13 von 25 (52%) gesunden Kontrollen [68]; diese Zahlen lassen Zweifel an der ätiologischen Bedeutung des AATM für die Entstehung der Zöliakie aufkommen.

Peptische Ulkuskrankheit

Die Bedeutung der Proteasen für die Entwicklung peptischer Ulzera spricht für eine potenziell protektive Rolle von AAT. Mehrere Studien lassen auf eine Assoziation zwischen AATM und Duodenalulzera (DU) schließen. So wurde z. B. in einer schwedischen Studie festgestellt, dass Patienten mit DU signifikant häufiger das PI*Z-Allel aufweisen als die Allgemeinbevölkerung (13,3 vs. 4,7%, p = 0,02) [69]. Auch in einer Studie aus Frankreich litten 9,6% der Patienten mit Magengeschwüren und 10,5% der Patienten mit Duodenalgeschwüren an heterozygotem AATM, verglichen mit 3,3% der Kontrollprobanden [70]. In einer Studie aus Pakistan, an der 50 Patienten mit bestätigtem DU teilnahmen, ergab die Untersuchung mittels Polymerase-Kettenreaktion in 6 Fällen (12%) einen AATM-Mangel-Phänotyp (2 SS, 2 SZ, 1 ZZ und 1 MZ) [71]. Diese Befunde erweitern die Ergebnisse mehrerer unabhängiger Berichte (die interessanterweise alle aus Südasien stammen) [72–76].

Im Gegensatz dazu konnte in einer Studie aus den Niederlanden [77] und einer Studie aus Estland [78] keine Assoziation zwischen DU und bestimmten AAT-Phänotypen festgestellt werden. Ein Grund für diese Diskrepanz könnte in einer möglichen Interaktion zwischen *Helicobacter pylori* und AATM bei der Entwicklung des DU liegen. So wurde z. B. bei *H.-pylori*-positiven PI*Z-Trägern eine höhere DU-Prävalenz als bei Nicht-PI*Z-Trägern (15,4% versus 0%) [69] festgestellt. In diesem Zusammenhang liegt die Überlegung nahe, dass die große Häufigkeit von Berichten aus Südasien möglicherweise Ausdruck der höheren Prävalenz *H.-pylori*-assoziierter peptischer Ulzera (> 80%) auf diesem Subkontinent sein könnte [79].

6.7 Erkrankungen des endokrinen Pankreas

Diabetes mellitus

Neue Studien deuten auf die Möglichkeit einer Assoziation zwischen AATM und Diabetes mellitus (DM) hin. Die Plausibilität einer derartigen Assoziation basiert auf 3 Beobachtungen, die in Tierstudien gemacht wurden: 1. Die Transfektion von Mäusen mit humanem AAT in einem adenoassoziierten viralen Vektor war mit einer niedrigeren Hyperglykämie-Häufigkeit assoziiert. 2. Durch Infusion von Alpha-1-Antitrypsin konnte bei Mäusen die Überlebensdauer von Inselzell-Allografts verlängert werden. 3. Die Infusion von AAT verhinderte sowohl bei zytokin- als auch bei streptozotozininduzierten Apoptosemodellen die Apoptose von β-Zellen in murinen Insulinomen, möglicherweise durch Inhibition der Caspase-3-Aktivität [80].

In klinischen Studien beobachteten Sandstrom et al., dass in einer Gruppe von Typ-2-Diabetikern der Anteil von Personen mit AAT-Serumspiegeln unter 100 mg/dl um 50% höher war als bei den gesunden Kontrollprobanden ($p < 0,05$), während hinsichtlich der AAT-Plasmaspiegel kein Unterschied zwischen beiden Gruppen bestand [81]. Auch wurden bei diabetischen Kindern niedrigere AAT-Serumspiegel registriert als bei Kindern ohne Diabetes [82].

Weitere Untersuchungen sind erforderlich, bevor diese Vermutung einer Assoziation zwischen AATM und DM bestätigt werden kann.

Inselzellhyperplasie

Bei 12 von 33 Inselzelltumoren wurde eine erhöhte AAT-Reaktivität festgestellt [83, 84], doch reichte die Sensitivität der AAT-Serumspiegel nicht aus, um als Marker für das diagnostische Screening oder für die Überwachung des Tumorwachstums bei Patienten mit Inselzelltumoren des Pankreas zu dienen [85]. In einer anderen Studie waren zwar bei Patienten mit Pankreaskarzinom die AAT-Serumspiegel signifikant höher als bei den Kontrollprobanden, doch wurden bei beiden Gruppen ähnliche AAT-Phänotypen festgestellt [86]. Diese Studien belegen, dass das Pankreas zur Synthese von AAT fähig ist und bei Personen mit AATM eine Anreicherung von AAT in den Inselzellen zu finden ist, die zu einer Inselzell-Hyperplasie führt [87, 88]. Diese Befunde sind Ausdruck eines „Gain-of-Function"-Defekts, dem eine Aggregation von polymerisiertem AAT zugrunde liegt, ähnlich den Befunden in der Leber von Patienten mit der Z-Variante des AATM.

6.8 Nierenerkrankungen

Eine Assoziation zwischen AAT-Mangel und Nierenerkrankungen wurde überwiegend bei Patienten mit chronischer Lebererkrankung oder ANCA-positiver Vaskulitis beschrieben. Im Kontext einer AATM-bedingten chronischen Lebererkrankung treten Nierenerkrankungen gewöhnlich bei Kindern oder jungen Erwachsenen auf [89–92], jedoch wurden derartige Erkrankungen auch bei älteren Erwachsenen beschrieben [93]. Einem Bericht zufolge hatten 15 von 19 (79%) Kindern mit dem PI*ZZ-Phänotyp eine Glomerulonephritis, verglichen mit 6 von 14 (43%) einer altersentsprechenden Gruppe mit chronischem Leberversagen, das seine Ursache nicht in einem AATM hatte [89]. Ebenso wurde bei der Autopsie von 3 Kindern mit AATM-assoziierter Zirrhose eine Glomerulonephritis beobachtet, verglichen mit keinem Fall bei 16 Kindern, die an einer nicht AATM-bedingten Zirrhose gestorben waren [90]. Die These einer spezifischen Assoziation zwischen AATM und Nierenfunktionsstörungen wird zusätzlich durch die Beobachtung gestützt, dass sich die Nierenfunktion nach einer Lebertransplantation verbessert [94]; allerdings wurde auch über Fälle von schwerer renal bedingter Posttransplantations-Hypertonie berichtet [19].

Der Mechanismus der Nierenerkrankung bei Patienten mit AATM ist unklar. Einen Störfaktor bildet die Leberzirrhose, denn in einigen Studien wurden bei mehr als 50% der Patienten mit Zirrhose und normalem AAT-Phänotyp morphologische Anomalien der Glomeruli nachgewiesen. Die pathologischen Befunde bestanden in IgA-Depots im Mesangium der Glomeruli und Komplementablagerungen [95]; die Ursache könnte in einer gestörten Elimination von IgA durch die Kupfer'schen Sternzellen in der zirrhotischen Leber bestehen [92]. In diesem Zusammenhang wurde die IgA-Nephropathie in mindestens 3 Berichten über Patienten mit Zirrhose und AATM beschrieben [91, 96, 97].

Szönyi et al. untersuchten den Phänotyp von 100 Patienten mit IgA-Nephropathie, aber ohne schwere Lebererkrankung mit dem Ziel, herauszufinden, ob bestimmte AATM-Varianten auch dann zur Entwicklung einer IgA-Nephropathie beitragen, wenn der betroffene Patient nicht an einer fortgeschrittenen Lebererkrankung leidet [98]. In der Studie wurde festgestellt, dass keine Assoziation zwischen dem AAT-Phänotyp und dem Risiko einer primären IgA-Nephropathie besteht, dass jedoch bei Patienten mit sekundärer IgA-Nephropathie die Prävalenz von Heterozygotie (worunter die Phänotypen MZ, MS, ML, MF und ME subsummiert wurden) signifikant höher war als bei den Patienten mit primärer IgA-Nephropathie; zudem war bei den heterozygoten Patienten eine tendenziell stärkere Progression zu einer terminalen Nephropathie zu beobachten als bei den homozygoten [98].

Als Mechanismen der Nierenschädigung wurden außerdem ein antigener Effekt von PI*Z oder die Induktion zirkulierender Immunkomplexe durch diesen Phänotyp vermutet [99].

6.9 Erkrankungen mit Beeinträchtigung der Gefäßintegrität

Fibromuskuläre Dysplasie

Eine Assoziation zwischen AATM und fibromuskulärer Dysplasie (FMD) wurde von der Mayo Clinic postuliert, nachdem in einem retrospektiven Review eine arterielle FMD bei 2 von 6 (33%) AATM-Patienten festgestellt worden war, verglichen mit 23 von 6690 Patienten ohne AATM (0,3%) [100]. Dagegen fanden Bofinger et al. keinen Unterschied zwischen 83 Patienten mit renal bedingter FMD und gesunden Probanden aus australischen Kollektiven hinsichtlich der Verteilung der AAT-Phänotypen oder der Häufigkeit bestimmter Allelen [101]. Ähnliche Befunde von Perdu et al. belegen, dass die Polymorphismen PI*M1, PI*Z und PI*S des AAT-Gens weder mit einer renalen FMD noch mit subklinischen Läsionen in den Karotiden assoziiert waren [102]. Eine eindeutige Assoziation zwischen AATM und FMD besteht also nicht, doch kann nicht ausgeschlossen werden, dass mit dem AATM eine Prädisposition für schwerere Formen des FMD verbunden ist [101, 102].

Aneurysmen der Aorta abdominalis

In einigen Studien wurden bei Patienten mit Aneurysmen der Aorta abdominalis (AAA) im Vergleich zu den Kontrollprobanden Veränderungen des Elastin-Stoffwechsels und eine signifikante Kapazitätsverminderung bezüglich der Inhibition von Elastase im Plasma festgestellt; dies stützt die These, dass ein Ungleichgewicht zwischen Proteasen und Antiproteasen in der Pathogenese der AAA eine Rolle spielt [103, 104]. In einer Studie wiesen Männer mit schwerem AATM eine signifikant geringere Steifigkeit der Aorta abdominalis auf als die Kontrollprobanden; möglicherweise ist dies als Zeichen eines frühen Stadiums einer Gefäßwandabnormität zu deuten [105]. Diese Beobachtungen sprechen für eine pathogenetische Rolle des AATM in der Entwicklung der AAA.

In diesem Zusammenhang ist eine Studie zu nennen, der zufolge die Prävalenz des MZ-Phänotyps mit 11% bei 47 Patienten mit AAA höher war als die zu erwartende Häufigkeit in der Allgemeinbevölkerung [106]. Im Gegensatz dazu führte die retrospektive Überprüfung der Autopsiebefunde von 30 Patienten mit schwerem AATM, bei denen von 1962 bis 1993 in der Stadt Malmö, Schweden, eine solche Untersuchung durchgeführt wurde und die die Mehrzahl der während dieser Zeitspanne verstorbenen AATM-Patienten (30 von 35) ausmachten, zu folgenden Ergebnissen [107]: In dieser Studie wurde bei den 30 autopsierten Personen mit PI*ZZ-Phänotyp nur in einem Fall ein AAA festgestellt, verglichen mit einem Fall unter 120 autopsierten Kontrollprobanden ($p = 0{,}273$); dies spricht gegen einen Zusammenhang zwischen AAA und PI*ZZ-Phänotyp [107]. Ebenso war in einer anderen Studie mit 102 AAA-Patienten die Häufigkeit eines heterozygoten AATM mit Z-Allel (z. B. PI*MZ) ähnlich hoch wie in der Allgemeinbevölkerung, es wurden keine Differenzen zwischen Trägern und Nichtträgern des Z-Allels hinsichtlich der Lokalisation der Aneurysmen (popliteal und femoral), dem Alter bei der Diagnose, dem Durchmesser oder der Steife der Arterien festgestellt [108].

Auch andere heterozygote AAT-Konstellationen können eine Prädisposition für AAA darstellen. So analysierten beispielsweise Schardey et al. die Häufigkeit und die Verteilung der AAT-Phänotypen bei 126 Patienten aus Süddeutschland, bei denen eine Aneurysmektomie durchgeführt werden sollte [109]. Der Anteil des normalen PI*MM-Phänotyps war bei den Patienten mit AAA signifikant niedriger als bei den Kontrollen aus der Allgemeinbevölkerung; diese signifikante Differenz beruhte vor allem auf einer erhöhten Prävalenz einer PI*MV-Variante und nicht auf dem homozygoten oder heterozygoten Vorkommen der Mangel-Allele (z. B. PI*MS, PI*SS oder PI*MZ) [109].

Aneurysmen der Arteria splenica

In einer Studie war das relative Risiko (277) der Ruptur eines Aneurysmas der Arteria splenica in der Peritransplantationsphase bei den Patienten mit AATM-induzierter Leberzirrhose höher als bei Zirrhose-Patienten ohne AAT-Mangel (3 von 19 AATM-Patienten entwickelten die Komplikation, verglichen mit nur 1 von 1748 Patienten mit Zirrhose anderer Ursachen; $p < 0{,}01$) [110]. In einer Übersichtsarbeit derselben Autorengruppe über 126 Probanden mit Lebertransplantation wurden 17 zusätzliche Fälle mit Ruptur eines Aneurysmas der Milzarterien in der Peritransplantationsphase identifiziert, von denen 41% Patienten mit AATM-bedingter Zirrhose waren [110].

Intrakranielle Aneurysmen

Auch über intrakranielle Aneurysmen der Hirnarterien in Assoziation mit dem AATM wurde berichtet. In einem Review über 362 AATM-Patienten, die an der Mayo Clinic behandelt worden waren, wurden 3 Patienten (mit PI*ZZ-, PI*MZ- bzw. PI*GZ-Phänotyp) beschrieben, die als Folge einer Aneurysmaruptur eine Subarachnoidalblutung erlitten [111]. In einer anschließenden Studie mit 100 unausgewählten Patienten mit intrakraniellen Blutungen wurden bei 17% der Betroffenen heterozygote und homozygote AATM-Konstellationen (PI*MZ, PI*SZ und PI*ZZ) gefunden, verglichen mit einer zu erwartenden Prävalenz von 7% in der Allgemeinbevölkerung [112]. Dagegen wurde in der oben erwähnten Autopsie-Studie aus Malmö, Schweden, bei 30 Verstorbenen mit AATM kein Fall von intrakraniellem Aneurysma oder zervikaler Dissektion beobachtet, verglichen mit 3 intrakraniellen Aneurysmen bei 120 Kontrollen; dies spricht dafür, dass bei Patienten mit schwerem AATM der Lungenbefund zum Tode führt, bevor sich intrakranielle Aneurysmen entwickeln, und dass dadurch möglicherweise eine Assoziation verschleiert wird [113].

Als potenzieller pathogenetischer Mechanismus für die Entwicklung intrakranieller Aneurysmen bei AATM wird ein gestörtes Gleichgewicht zwischen Protease- und Antiprotease-Aktivität angeführt, da erhöhte Elastase-Werte sowohl bei Patienten mit rupturierten als auch bei solchen mit nicht rupturierten Aneurysmen gefunden wurden [113, 114]. Sakai et al. stellten jedoch einen erhöhten Quotienten aus Elastase- und AAT-Spiegel nur bei Patienten mit rupturierten Aneurysmen und nicht bei Patienten mit nicht rupturierten Aneurysmen fest, ein Befund, den sie auf eine vorübergehende Leukozytose nach einer Subarachnoidalblutung zurückführten und nicht als direkte Folge des Protease-/Antiprotease-Ungleichgewichts interpretierten [115].

Arterielle Dissektion

Es liegen mehrere Fallberichte über AATM-Patienten mit arterieller Dissektion vor, wobei zum Teil zervikale Arterien [111, 116, 117], zum Teil Koronararterien [118, 119] betroffen waren. In einer Fallkontrollstudie waren die AAT-Spiegel von 22 Patienten mit spontaner Dissektion der Arteria cervicalis im Vergleich zu 113 Kontrollen signifikant niedriger (116 vs. 141 mg/dl), und Spiegel unter 90 mg/dl kamen bei den Patienten häufiger vor als bei den Kontrollen (27,3 vs. 2,7%) [120]. In einer Studie mit 4 nicht ausgewählten Patienten mit spontaner intrakranieller Dissektion wurde in 3 Fällen ein heterozygoter AATM mit PI*MZ- oder PI*MS-Phänotyp festgestellt [121]. Dagegen wurde in größeren Studien keine Assoziation beobachtet. So ergab z. B. eine spätere deutsche Studie mit 80 Patienten mit spontaner Dissektion der Zervikalarterien keinen Unterschied zwischen den Patienten und einer Kontrollgruppe mit vergleichbarer Alters- und Geschlechtsverteilung hinsichtlich der AAT-Genotypen, obwohl in der Untergruppe der Patienten mit Dissektion der Arteria carotis interna eine nicht signifikante Tendenz in Richtung höherer Häufigkeit von Z-Allelen festzustellen war [122]. In einer anderen Studie, in der 74 Patienten mit Dissektion der Zervikalarterie mit 74 Kontrollprobanden verglichen wurden, wurden Mangel-Phänotypen bei 4 Patienten (3 PI*MZ und 1 PI*MS) und 4 Kontrollen (2 PI*MZ, 1 PI*MS, 1 PI*SS) gefunden [123]. Darüber hinaus untersuchten diese Autoren 7 Verwandte 1. Grades eines Index-Patienten mit PI*MZ-Phänotyp und spontaner Dissektion der A. carotis sowie pathologischen Veränderungen des Bindegewebes in der Hautbiopsie. Identische Aberrationen wurden bei der Zwillingsschwester (zweieiig) mit PI*MM-Phänotyp, aber bei keinem der anderen Verwandten einschließlich dreier Verwandter mit PI*MZ-Phänotyp beobachtet [123].

Koronare Atherosklerose

Einige Studien sprechen dafür, dass PI*Z-Träger besonders vor der ischämischen Herzkrankheit geschützt sind. So wurde z. B. in einer Studie mit AAA-Patienten festgestellt, dass die ischämische Herzkrankheit bei den Männern ohne Z-Allel häufiger auftrat als bei den PI*Z-Trägern [108]. Ebenso wurde in einer großen dänischen Studie, in der 7963 Kontrollprobanden, 1131 Patienten mit ischämischer zerebrovaskulärer Erkrankung und 2221 Patienten mit ischämischer Herzkrankheit auf ihren AAT-Phänotyp untersucht wurden, festgestellt, dass der PI*MZ-Phänotyp mit einem geringeren Risiko für die ischämische zerebrovaskuläre Erkrankung und die ischämische Herzkrankheit verbunden war, obwohl die PI*MZ-Träger signifikant älter waren [124]. Als potenzieller Mechanismus für diesen Schutzeffekt gilt ein niedrigerer systolischer

Blutdruck sowohl bei den PI*ZZ- als auch bei den PI*MZ-Patienten im Vergleich zu den Kontrollen [124, 125]. Interessanterweise scheint der niedrigere Blutdruck bei den PI*MZ-Patienten auf Männer beschränkt zu sein [124, 125]. Diese Befunde einschließlich der Geschlechtsspezifität stimmen mit den Befunden einer verminderten Steife der Aorta abdominalis in sonografischen Studien zu Männern mit schwerem AATM überein [105].

6.10 Hämatologische Erkrankungen

Es liegen mehrere Berichte über nicht aneurysmabedingte intrakranielle Blutungen bei Neugeborenen mit AATM vor [126–130]. In diesen Fällen wurde die Blutungsneigung auf einen Vitamin-K-Mangel als Folge einer Kombination von Stillen und verminderter Resorption von Vitamin K aus dem Darm infolge einer hepatisch bedingten Cholestase zurückgeführt. Jedenfalls sprach die Störung auf eine Vitamin-K-Supplementation an [127–130]. Während zwischen intrakraniellen Blutungen und AATM eine indirekte und vermutlich auf der Leberfunktionsstörung beruhende Assoziation besteht, wurde die dysfunktionale Pittsburgh-Variante des AAT im Plasma eines 14-jährigen Jungen beschrieben, der an den Folgen einer episodischen Blutungsstörung gestorben war. Es wurde postuliert, dass diese ungewöhnliche AAT-Variante als Thrombin-Inhibitor wirkte und während einer akuten Erkrankung eine hämorrhagische Diathese verursachte, bei der die Spiegel dieses Akute-Phase-Proteins anstiegen [131].

6.11 Assoziationen mit weiteren Erkrankungen

Es liegen Berichte über das gleichzeitige Auftreten von AATM und verschiedenen ungewöhnlichen Erkrankungen vor. So wurde beispielsweise bei einem Patienten mit AATM eine idiopathische granulomatöse Mastitis beschrieben; hierbei handelt es sich um eine seltene, gutartige, chronische entzündliche Erkrankung der Brustdrüsen [132].

In einem weiteren Bericht wurde bei 4 von 72 (5,6%) Patienten mit akuter anteriorer Uveitis der Phänotyp PI*MZ festgestellt, verglichen mit 2,6% bei der normalen Bevölkerung [133]. Im Gegensatz dazu wurde in einer anderen Studie keine Zunahme des PI*MZ-Phänotyps bei Patienten mit akuter anteriorer Uveitis beobachtet [134].

Ein Bericht ließ auf eine Assoziation zwischen den Allelen für bestimmte AATM-Varianten und der Entstehung von Kolorektalkarzinomen auf dem Boden eines Defekts bei der Reparatur von DNA-Fehlpaarungen schließen [135]. Andere Studien derselben Autorengruppe ergaben, dass AATM-Träger selbst nach Adjustierung für Rauchen ein erhöhtes Risiko für Lungenkrebs aufweisen [136, 137].

Außerdem sprechen mehrere Fallberichte für eine Assoziation zwischen AATM und peripherer Neuropathie [138], Cutis laxa [139] bzw. diskoidem Lupus erythematodes [140].

Eine Studie ergab rechnerisch keine Assoziation zwischen Peyronie-Krankheit und vermindertem AAT-Spiegel, doch wurde festgestellt, dass die AAT-Spiegel bei diesen Patienten mit dem Alter abnehmen [141].

6.12 Schlussfolgerungen

Assoziationen zwischen AATM und einer Reihe von Erkrankungen sind zwar biologisch plausibel, sicher nachgewiesen sind jedoch nur Assoziationen zwischen AATM und Lungen- und Lebererkrankungen sowie von der Gruppe der „sonstigen Erkrankungen", die in diesem Kapitel behandelt wurde, Pannikulitis und C-ANCA-Vaskulitis. Trotz umfangreicher Berichte über andere Erkrankungen bei AATM-Patienten und attraktiven pathogenetischen Erklärungen sind angesichts des Fehlens konsistenter Ergebnisse der deskriptiven Studien und gesicherter Erkenntnisse über die Wirkmechanismen keine definitiven Aussagen darüber möglich, ob die Assoziationen über ein zufälliges Zusammentreffen der verschiedenen Krankheiten bei demselben Patienten hinausgehen.

Literatur

1 Geraminejad P, DeBloom JR, Walling HW, Sontheimer RD, VanBeek M. Alpha-1 antitrypsin associated panniculitis: the MS variant. J Am Acad Dermatol 2004; 51: 645–655.

2 Rubinstein HM, Jaffer AM, Kudrna JC, Lertratanakul Y, Chandrasekhar AJ, Slater D, Schmid FR. Alpha-1 antitrypsin deficiency with severe panniculitis. Report of two cases. Ann Intern Med 1977; 86: 742–744.

3 Warter J, Storck D, Grosshans E, Metais P, Kuntz JL, Klumpp T. Weber-Christian syndrome associated with an alpha-1 antitrypsin deficiency. Familial investigation. Ann Med Interne (Paris) 1972; 123: 877–882.

4 Stoller JK, Piliang M. Panniculitis in alpha-1 antitrypsin deficiency: a review. Clin Pulm Med 2008; 15: 113–117.
5 The Alpha-1 Antitrypsin Deficiency Registry Study Group. Survival and FEV1 decline in individuals with severe deficiency of alpha1-antitrypsin. Am J Respir Crit Care Med 1998; 158: 49–59.
6 Campos MA, Sandhaus R. Quality of life among patients with alpha-1 antitrypsin deficiency on augmentation therapy. Am J Respir Crit Care Med 2004; 169: A517.
7 O'Riordan K, Blei A, Rao MS, Abecassis M. alpha-1 antitrypsin deficiency-associated panniculitis: resolution with intravenous alpha-1 antitrypsin administration and liver transplantation. Transplantation 1997; 63: 480–482.
8 Humbert P, Faivre B, Gibey R, Agache P. Use of anti-collagenase properties of doxycycline in treatment of alpha-1 antitrypsin deficiency panniculitis. Acta Derm Venereol 1991; 71: 189–194.
9 Stoller JK, Aboussouan LS. Alpha-1 antitrypsin deficiency. Lancet 2005; 365: 2225–2236.
10 Lomas DA, Evans DL, Finch JT, Carrell RW. The mechanism of Z alpha-1 antitrypsin accumulation in the liver. Nature 1992; 357: 605–607.
11 Gross B, Grebe M, Wencker M, Stoller JK, Bjursten LM, Janciauskiene S. New findings in PiZZ alpha-1 antitrypsin deficiency-related panniculitis. Demonstration of skin polymers and high dosing requirements of intravenous augmentation therapy. Dermatology 2009, Feb. 16 [Epub ahead of print].
12 Hendrick SJ, Silverman AK, Solomon AR, Headington JT. Alpha-1 antitrypsin deficiency associated with panniculitis. J Am Acad Dermatol 1988; 18: 684–692.
13 Loche F, Tremeau-Martinage C, Laplanche G, Massip P, Bazex J. Panniculitis revealing qualitative alpha 1 antitrypsine deficiency (MS variant). Eur J Dermatol 1999; 9: 565–567.
14 McBean J, Sable A, Maude J, Robinson-Bostom L. Alpha-1 antitrypsin deficiency panniculitis. Cutis 2003; 71: 205–209.
15 Pittelkow MR, Smith KC, Su WP. Alpha-1 antitrypsin deficiency and panniculitis. Perspectives on disease relationship and replacement therapy. Am J Med 1988; 84: 80–86.
16 Requena L, Sanchez YE. Panniculitis. Part II. Mostly lobular panniculitis. J Am Acad Dermatol 2001; 45: 325–361.
17 Linares-Barrios M, Conejo-Mir IS, Artola Igarza JL, Navarrete M. Panniculitis due to alpha-1 antitrypsin deficiency induced by cryosurgery. Br J Dermatol 1998; 138: 552–553.
18 Parr DG, Stewart DG, Hero I, Stockley RA. Panniculitis secondary to extravasation of clarithromycin in a patient with alpha-1 antitrypsin deficiency (phenotype PiZ). Br J Dermatol 2003; 149: 410–413.
19 Smith KC, Pittelkow MR, Su WP. Panniculitis associated with severe alpha-1 antitrypsin deficiency. Treatment and review of the literature. Arch Dermatol 1987; 123: 1655–1661.
20 Smith KC, Su WP, Pittelkow MR, Winkelmann RK. Clinical and pathologic correlations in 96 patients with panniculitis, including 15 patients with deficient levels of alpha-1 antitrypsin. J Am Acad Dermatol 1989; 21: 1192–1196.
21 Furey NL, Golden RS, Potts SR. Treatment of alpha-1 antitrypsin deficiency, massive edema, and panniculitis with alpha-1 protease inhibitor. Ann Intern Med 1996; 125: 699.
22 Esnault VL, Testa A, Audrain M, Roge C, Hamidou M, Barrier JH, Sesboue R, Martin JP, Lesavre P. Alpha-1 antitrypsin genetic polymorphism in ANCA-positive systemic vasculitis. Kidney Int 1993; 43: 1329–1332.
23 O'Donoghue DJ, Guickian M, Blundell G, Winney RJ. Alpha-1-proteinase inhibitor and pulmonary haemorrhage in systemic vasculitis. Adv Exp Med Biol 1993; 336: 331–335.
24 Audrain MA, Sesboue R, Baranger TA, Elliott J, Testa A, Martin JP, Lockwood CM, Esnault VL. Analysis of anti-neutrophil cytoplasmic antibodies (ANCA): frequency and specificity in a sample of 191 homozygous (PiZZ) alpha-1 antitrypsin-deficient subjects. Nephrol Dial Transplant 2001; 16: 39–44.
25 Griffith ME, Lovegrove JU, Gaskin G, Whitehouse DB, Pusey CD. C-antineutrophil cytoplasmic antibody positivity in vasculitis patients is associated with the Z allele of alpha-1 antitrypsin, and P-antineutrophil cytoplasmic antibody positivity with the S allele. Nephrol Dial Transplant 1996; 11: 438–443.
26 Segelmark M, Elzouki AN, Wieslander J, Eriksson S. The PiZ gene of alpha-1 antitrypsin as a determinant of outcome in PR3-ANCA-positive vasculitis. Kidney Int 1995; 48: 844–850.
27 Callea F, Gregorini G, Sinico A, Gonzales G, Bossolasco M, Salvidio G, Radice A, Tira P, Candiano G, Rossi G, Petti A, Ravera G, Ghiggeri G, Gusmano R. alpha-1 antitrypsin (AAT) deficiency and ANCA-positive systemic vasculitis: genetic and clinical implications. Eur J Clin Invest 1997; 27: 696–702.
28 Lonardo A, Medicina D, Leonelli M, Bagni A, Callea F. Intestinal Wegener's granulomatosis in a patient with severe alpha-1 antitrypsin deficiency resulting from a unique combination of two deficiency alleles (PiZ and PiMProcida). Eur J Gastroenterol Hepatol 2002; 14: 1389–1392.
29 Esnault VL, Audrain MA, Sesboue R. Alpha-1 antitrypsin phenotyping in ANCA-associated diseases: one of several arguments for protease/antiprotease imbalance in systemic vasculitis. Exp Clin Immunogenet 1997; 14: 206–213.
30 American Thoracic Society/European Respiratory Society statement: standards for the diagnosis and management of individuals with alpha-1 antitrypsin deficiency. Am J Respir Crit Care Med 2003; 168: 818–900.
31 Lindstrom FD, Skogh T, Lundstrom IM. Alpha-1 antitrypsin deficiency in a patient with systemic vasculitis and primary Sjogren's syndrome. Ann Rheum Dis 2002; 61: 945–946.
32 Gambichler T, Reich S, Banasch M, Altmeyer P. Complex extra-intestinal complications of ulcerative colitis in a patient with alpha1-antitrypsin deficiency. Eur J Med Res 2006; 11: 135–138.
33 Takii Y, Inoue H, Karashima E, Akahoshi M, Furugo I, Hattori S, Yamanaka M, Kinoshita S, Hamasaki N, Shimoda K, Nakashima H, Tsukamoto H, Horiuchi T, Otsuka T, Harada M. Systemic vasculitis associated with alpha-l antitrypsin deficiency. Intern Med 2003; 42: 619–623.
34 Lewis M, Kallenbach J, Zaltzman M, Levy H, Lurie D, Baynes R, King P, Meyers A. Severe deficiency of alpha-1 antitrypsin associated with cutaneous vasculitis, rapidly progressive glomerulonephritis, and colitis. Am J Med 1985; 79: 489–494.

35 Abbink JJ, Kamp AM, Nuijens JH, Swaak TJ, Hack CE. Proteolytic inactivation of alpha-1 antitrypsin and alpha 1-antichymotrypsin by neutrophils in arthritic joints. Arthritis Rheum 1993; 36: 168–180.
36 Chidwick K, Whichelow CE, Zhang Z, Fairburn K, Sachs JA, Blake DR, Winyard PG. Relationship between alpha-1 antitrypsin inactivation and tumor necrosis factor alpha concentration in the synovial fluid of patients with rheumatoid arthritis. Arthritis Rheum 1994; 37: 1723–1726.
37 Teh LG, Steven MM, Capell HA. Alpha-1 antitrypsin associated liver disease in rheumatoid arthritis. Postgrad Med J 1985; 61: 171–172.
38 Cox DW, Huber O. Association of severe rheumatoid arthritis with heterozygosity for alpha-1 antitrypsin deficiency. Clin Genet 1980; 17: 153–160.
39 Beckman G, Beckman L, Bjelle A, Dahlqvist SR. Alpha-1 antitrypsin types and rheumatoid arthritis. Clin Genet 1984; 25: 496–499.
40 Steers G, McMahon MJ, Grennan DM, Hillarby MC. Lack of association of the alpha-1 antitrypsin PIZ allele with rheumatoid arthritis or with its extra articular complications. Dis Markers 1992; 10: 151–157.
41 Papiha SS, Pal B, Walker D, Mangion P, Hossain MA. Alpha-1 antitrypsin (PI) phenotypes in two rheumatic diseases: a reappraisal of the association of PI subtypes in rheumatoid arthritis. Ann Rheum Dis 1989; 48: 48–52.
42 Sanders PA, Thomson W, Browne DA, Dyer PA, Grennan DM. Alpha-1 antitrypsin (PI) allotypes in rheumatoid arthritis. Ann Rheum Dis 1986; 45: 450–453.
43 Eulry F, Marotel C, Lechevalier D, Haguenauer D, Crozes P, Magnin J. Respiratory involvement in ankylosing spondylarthritis: relations to alpha-1 antitrypsin phenotypes and tobacco consumption. Rev Rhum Ed Fr 1994; 61: 405–414.
44 Sierakowski S, Chwiecko J, Kita K. Alpha-1 antitrypsin phenotypes in patients with ankylosing spondylitis. Rocz Akad Med Bialymst 2001; 46: 54–59.
45 Beyeler C, Banks RE, Bird HA. Polymorphonuclear elastase-alpha1-proteinase inhibitor (elastase-alpha-1 antitrypsin) in patients with rheumatic diseases: influence of disease activity. J Rheumatol 2000; 27: 15–19.
46 Kilty SJ, Desrosiers MY. Chronic sinusitis and alpha-1 antitrypsin deficiency: potential role for protease in rhinosinusitis? J Otolaryngol Head Neck Surg 2008; 37: E179–E182.
47 Maune S, Rath NF, Gorogh T, Steinert R. Genetic disposition to chronic polypoid sinusitis and alpha-1 proteinase inhibitor deficiency types. HNO 1995; 43: 537–539.
48 Portenko GM. Alpha-1 antitrypsin phenotypes in healthy persons and patients with polypous rhinosinusitis. Vestn Otorinolaringol 1989; 24–27.
49 Nobar SM, Guy-Crotte O, Rabaud M, Bieth JG. Inhibition of human pancreatic proteinases by human plasma alpha2-antiplasmin and antithrombin. Biol Chem 2004; 385: 423–427.
50 Blackstone MO. Chronic pancreatitis with alpha-1 antitrypsin deficiency: from uncontrolled trypsin activation? Dig Dis Sci 1996; 41: 549–551.
51 Edmunds SE, Wilkinson ML. Alpha-1 antitrypsin deficiency and pancreatitis in a juvenile. Aust N Z J Med 1991; 21: 345–347.
52 Kennedy JD, Talbot IC, Tanner MS. Severe pancreatitis and fatty liver progressing to cirrhosis associated with Coxsackie B4 infection in a three year old with alpha-1 antitrypsin deficiency. Acta Paediatr Scand 1986; 75: 336–339.
53 Svenberg T, Haggmark T, Strandvik B, Slezak P. Haemorrhagic pancreatitis after ERCP in patients with alpha-1 antitrypsin deficiency. Lancet 1988; 1: 772.
54 Novis BH, Young GO, Bank S, Marks IN. Chronic pancreatitis and alpha-1 antitrypsin. Lancet 1975; 2: 748–749.
55 Haber PS, Wilson JS, McGarity BH, Hall W, Thomas MC, Pirola RC. Alpha-1 antitrypsin phenotypes and alcoholic pancreatitis. Gut 1991; 32: 945–948.
56 Braxel C, Versieck J, Lemey G, Vanballenberghe L, Barbier F. Alpha-1 antitrypsin in pancreatitis. Digestion 1982; 23: 93–96.
57 Witt H, Kage A, Luck W, Becker M. Alpha-1 antitrypsin genotypes in patients with chronic pancreatitis. Scand J Gastroenterol 2002; 37: 356–359.
58 Taddei C, Audrain MA, Reumaux D, Sesboue R, Testa A, Galmiche JP, Duthilleul P, Colombel JF, Esnault VL. Alpha-1 antitrypsin phenotypes and anti-neutrophil cytoplasmic auto-antibodies in inflammatory bowel disease. Eur J Gastroenterol Hepatol 1999; 11: 1293–1298.
59 Yang P, Tremaine WJ, Meyer RL, Prakash UB. Alpha-1 antitrypsin deficiency and inflammatory bowel diseases. Mayo Clin Proc 2000; 75: 450–455.
60 Kotlowski R, Bernstein CN, Silverberg MS, Krause DO. Population-based case-control study of alpha-1 antitrypsin and SLC11A1 in Crohn's disease and ulcerative colitis. Inflamm Bowel Dis 2008; 14: 1112–1117.
61 Folwaczny C, Urban S, Schroder M, Hofmann B, Noehl N, Konig A, Loeschke K, Fricke H. Alpha-1 antitrypsin alleles and phenotypes in patients with inflammatory bowel disease. Scand J Gastroenterol 1998; 33: 78–81.
62 Geboes K, Ray MB, Rutgeerts P, Callea F, Desmet VJ, Vantrappen G. Morphological identification of alpha-1 antitrypsin in the human small intestine. Histopathology 1982; 6: 55–60.
63 Pons RF, Casafont F, Rodriguez dL, San Miguel G, Artinano E, Cagigas J. Could alpha-1 antitrypsin deficiency have any role in the development of celiac sprue after gastric operations? J Clin Gastroenterol 1986; 8: 559–561.
64 Walker-Smith J, Andrews J. Alpha-1 antitrypsin, autism, and coeliac disease. Lancet 1972; 2: 883–884.
65 Greenwald AJ, Johnson DS, Oskvig RM, Aschenbrener CA, Randa DC. Alpha-1 antitrypsin deficiency, emphysema, cirrhosis, and intestinal mucosal atrophy. JAMA 1975; 231: 273–276.
66 Klasen EC, Polanco I, Biemond I, Vazquez C, Pena AS. Alpha-1 antitrypsin and coeliac disease in spain. Gut 1980; 21: 948–950.
67 Bourke M, O'Donovan M, Stevens FM, McCarthy CF. Alpha-1 antitrypsin phenotypes in coeliac patients and a control population in the west of Ireland. Ir J Med Sci 1993; 162: 171–172.
68 Malik AK, McGee JO. Alpha-1 antitrypsin immunoreactivity in the small bowel in coeliac disease. Malays J Pathol 1993; 15: 151–154.
69 Elzouki AN, Toth E, Floren CH, Lindgren S, Fork FT, Sjolund K, Walder M, Eriksson S. Alpha-1 antitrypsin deficiency may be a risk factor for duodenal ulcer in patients with *Helicobacter pylori* infection. Scand J Gastroenterol 2000; 35: 32–35.

70 Andre F, Andre C, Lambert R, Descos F. Prevalence of alpha-1 antitrypsin deficiency in patients with gastric or duodenal ulcer. Biomed Express 1974; 21: 222–224.
71 Shahid A, Siddiqui AA, Sultana T, Qureshi H, Waqar MA, Zuberi SJ. Determination of alpha-1 antitrypsin genetic deficiency in duodenal ulcer by polymerase chain reaction. J Pak Med Assoc 2002; 52: 545–548.
72 Ali MM, Habibullah CM, Mahboobunnisa. Hereditary alpha-1 antitrypsin deficiency in duodenal ulcer. Neth J Med 1990; 37: 145–148.
73 Misra GC, Samal AK, Bose SL. Early onset duodenal ulcer with special reference to serum alpha-1 antitrypsin activity. J Assoc Physicians India 1991; 39: 182–184.
74 Sulekha S, Mathur BP, Pratibha N. Polymorphism of alpha-1 antitrypsin and association of S and Z alleles with duodenal ulcers. Indian J Hum Genet 2005; 11: 24–26.
75 Sayeeduddin S, Ishaq M, Prasad R. Alpha-1 antitrypsin activity in duodenal ulcer. J Assoc Physicians India 1989; 37: 642–643.
76 Kishore N, Gupta MC. Alpha-1 antitrypsin enzyme deficiency associated with duodenal ulcer – report of a family. Indian J Med Sci 1979; 33: 318–320.
77 Biemond I, Goedhard JG, Klasen EC, van den Boomgaard DM, Kreuning J, Pena AS, Lamers CBHW. Alpha-1 antitrypsin phenotypes and serum concentrations in duodenal ulcer patients in the Netherlands. Digestion 1988; 39: 20–25.
78 Uibo R, Parik J, Maaroos HI, Samloff IM. Alpha-1 antitrypsin allo- and phenotypes in gastric and duodenal ulcer. Scand J Gastroenterol Suppl 1991; 186: 105–107.
79 Kazi JI, Jafarey NA, Alam SM, Zuberi SJ, Kazi AM, Qureshi H, Ahmed W. Association of *Helicobacter pylori* with acid peptic disease in Karachi. J Pak Med Assoc 1990; 40: 240–241.
80 Zhang B, Lu Y, Campbell-Thompson M, Spencer T, Wasserfall C, Atkinson M, Song S. Alpha-1 antitrypsin protects beta-cells from apoptosis. Diabetes 2007; 56: 1316–1323.
81 Sandstrom CS, Ohlsson B, Melander O, Westin U, Mahadeva R, Janciauskiene S. An association between type 2 diabetes and alpha-1 antitrypsin deficiency. Diabet Med 2008; 25: 1370–1373.
82 Lisowska-Myjak B, Pachecka J, Kaczynska B, Miszkurka G, Kadziela K. Serum protease inhibitor concentrations and total antitrypsin activity in diabetic and non-diabetic children during adolescence. Acta Diabetol 2006; 43: 88–92.
83 Ordonez NG, Manning JT jr., Hanssen G. Alpha-1 antitrypsin in islet cell tumors of the pancreas. Am J Clin Pathol 1983; 80: 277–282.
84 Ordonez NG, Manning JT jr., Mackay B. Crystals and alpha-1 antitrypsin-reactive globoid inclusions in an islet cell tumor of the pancreas. Ultrastruct Pathol 1985; 8: 319–331.
85 Prinz RA, Sandberg L. Serum levels of alpha-1 antitrypsin in pancreatic islet cell tumors. J Med 1984; 15: 177–183.
86 Tountas Y, Sparos L, Theodoropoulos C, Trichopoulos D. Alpha-1 antitrypsin and cancer of the pancreas. Digestion 1985; 31: 37–40.
87 Callea F, Fevery J, Desmet VJ. Simultaneous alpha-1 antitrypsin accumulation in liver and pancreas. Hum Pathol 1984; 15: 293–295.
88 Ray MB, Zumwalt R. Islet-cell hyperplasia in genetic deficiency of alpha-1-proteinase inhibitor. Am J Clin Pathol 1986; 85: 681–687.
89 Davis ID, Burke B, Freese D, Sharp HL, Kim Y. The pathologic spectrum of the nephropathy associated with alpha-1 antitrypsin deficiency. Hum Pathol 1992; 23: 57–62.
90 Moroz SP, Cutz E, Balfe JW, Sass-Kortsak A. Membranoproliferative glomerulonephritis in childhood cirrhosis associated with alpha1-antitrypsin deficiency. Pediatrics 1976; 57: 232–238.
91 Noble-Jamieson G, Barnes ND, Thiru S, Mowat AP. Severe hypertension after liver transplantation in alpha 1 antitrypsin deficiency. Arch Dis Child 1990; 65: 1217–1221.
92 Noble-Jamieson G, Thiru S, Johnston P, Friend P, Barnes ND. Glomerulonephritis with end-stage liver disease in childhood. Lancet 1992; 339: 706–707.
93 Stauber RE, Horina JH, Trauner M, Krejs GJ, Ratschek M, Klimpfinger M. Glomerulonephritis as late manifestation of severe alpha-1 antitrypsin deficiency. Clin Investig 1994; 72: 404–408.
94 Elzouki AN, Lindgren S, Nilsson S, Veress B, Eriksson S. Severe alpha-1 antitrypsin deficiency (PiZ homozygosity) with membranoproliferative glomerulonephritis and nephrotic syndrome, reversible after orthotopic liver transplantation. J Hepatol 1997; 26: 1403–1407.
95 Newell GC. Cirrhotic glomerulonephritis: incidence, morphology, clinical features, and pathogenesis. Am J Kidney Dis 1987; 9: 183–190.
96 Os I, Skjorten F, Svalander C, Berge E. Alpha-1 antitrypsin deficiency associated with hepatic cirrhosis and IgA nephritis. Nephron 1997; 77: 235–237.
97 Ting SM, Toth T, Caskey F. Alpha-1 antitrypsin (A1 AT) deficiency presenting with IgA nephropathy and nephrotic syndrome: is renal involvement caused by A1 AT deposition? Clin Nephrol 2008; 70: 159–162.
98 Szonyi L, Dobos M, Vasarhelyi B, Heninger E, Vas T, Nagy J, Kovacs T. Prevalence of alpha1-antitrypsin phenotypes in patients with IgA nephropathy. Clin Nephrol 2004; 62: 418–422.
99 Dieriks B, Hoorens A, Vanden Houte K, Verbeelen D. Alpha-1 antitrypsin deficiency and mesangio-capillary glomerulonephritis in an elderly patient. Nephrol Dial Transplant 2006; 21: 2027.
100 Schievink WI, Bjornsson J, Parisi JE, Prakash UB. Arterial fibromuscular dysplasia associated with severe alpha-1 antitrypsin deficiency. Mayo Clin Proc 1994; 69: 1040–1043.
101 Bofinger A, Hawley C, Fisher P, Daunt N, Stowasser M, Gordon R. Alpha-1 antitrypsin phenotypes in patients with renal arterial fibromuscular dysplasia. J Hum Hypertens 2000; 14: 91–94.
102 Perdu J, Gimenez-Roqueplo AP, Boutouyrie P, Beaujour S, Laloux B, Nau V, Fiquet-Kempf B, Emmerich J, Tichet J, Plouin PF, Laurent S, Jeunemaitre X. Alpha-1 antitrypsin gene polymorphisms are not associated with renal arterial fibromuscular dysplasia. J Hypertens 2006; 24: 705–710.

103 Cohen JR, Mandell C, Margolis I, Chang J, Wise L. Altered aortic protease and antiprotease activity in patients with ruptured abdominal aortic aneurysms. Surg Gynecol Obstet 1987; 164: 355–358.
104 Rao SK, Mathrubutham M, Sherman D, Cerveira J, Cohen JR. Reduced capacity to inhibit elastase in abdominal aortic aneurysm. J Surg Res 1999; 82: 24–27.
105 Ryden Ahlgren A, Piitulainen E, Sonesson B, Lanne T. Changes in aortic wall stiffness in men with alpha1-antitrypsin deficiency. Eur J Vasc Endovasc Surg 1997; 14: 252–257.
106 Cohen JR, Sarfati I, Ratner L, Tilson D. Alpha-1 antitrypsin phenotypes in patients with abdominal aortic aneurysms. J Surg Res 1990; 49: 319–321.
107 Elzouki AN, Eriksson S. Abdominal aortic aneurysms and alpha-1 antitrypsin deficiency. J Intern Med 1994; 236: 587–591.
108 Elzouki AN, Ryden AA, Lanne T, Sonesson B, Eriksson S. Is there a relationship between abdominal aortic aneurysms and alpha1-antitrypsin deficiency (PiZ)? Eur J Vasc Endovasc Surg 1999; 17: 149–154.
109 Schardey HM, Hernandez-Richter T, Klueppelberg U, Tutsch-Bauer E, Lauterjung L. Alleles of the alpha-1 antitrypsin phenotype in patients with aortic aneurysms. J Cardiovasc Surg (Torino) 1998; 39: 535–539.
110 Gaglio PJ, Regenstein F, Slakey D, Cheng S, Takiff H, Rinker R, Dick D, Thung SN. Alpha-1 antitrypsin deficiency and splenic artery aneurysm rupture: an association? Am J Gastroenterol 2000; 95: 1531–1534.
111 Schievink WI, Prakash UB, Piepgras DG, Mokri B. Alpha-1 antitrypsin deficiency in intracranial aneurysms and cervical artery dissection. Lancet 1994; 343: 452–453.
112 Schievink WI, Katzmann JA, Piepgras DG, Schaid DJ. Alpha-1 antitrypsin phenotypes among patients with intracranial aneurysms. J Neurosurg 1996; 84: 781–784.
113 Elzouki AN, Eriksson S. Severe alpha-1 antitrypsin deficiency and intracranial aneurysms. Lancet 1994; 343: 1037.
114 Baker CJ, Fiore A, Connolly ES, Jr., Baker KZ, Solomon RA. Serum elastase and alpha-1 antitrypsin levels in patients with ruptured and unruptured cerebral aneurysms. Neurosurgery 1995; 37: 56–61.
115 Sakai N, Nakayama K, Tanabe Y, Izumiya Y, Nishizawa S, Uemuara K. Absence of plasma protease-antiprotease imbalance in the formation of saccular cerebral aneurysms. Neurosurgery 1999; 45: 34–38.
116 Konrad C, Nabavi DG, Junker R, Dziewas R, Henningsen H, Stogbauer F. Spontaneous internal carotid artery dissection and alpha-1 antitrypsin deficiency. Acta Neurol Scand 2003; 107: 233–236.
117 Pezzini A, Magoni M, Corda L, Pini L, Medicina D, Crispino M, Pavia M, Padovani A, Grassi V. Alpha-1 antitrypsin deficiency-associated cervical artery dissection: report of three cases. Eur Neurol 2002; 47: 201–204.
118 Martin DF, Delgado PM, Garcia RM, Gonzalez GJ, Puig Rullan AM, Lopez PR, Carbajo VM. Coronary artery dissection in alpha-1 antitrypsin deficiency. Histopathology 1999; 34: 376–378.
119 Bose D, Eggebrecht H, Churzidse S, Haude M, Erbel R. Alpha-1 antitrypsin deficiency associated iatrogenic coronary artery dissection during intracoronary ultrasound examination. Herz 2003; 28: 779.
120 Vila N, Millan M, Ferrer X, Riutort N, Escudero D. Levels of alpha-1 antitrypsin in plasma and risk of spontaneous cervical artery dissections: a case-control study. Stroke 2003; 34: E168–E169.
121 Schievink WI, Katzmann JA, Piepgras DG. Alpha-1 antitrypsin deficiency in spontaneous intracranial arterial dissections. Cerebrovasc Dis 1998; 8: 42–44.
122 Konrad C, Langer C, Muller GA, Berger K, Dziewas R, Stogbauer F, Nabavi DG, Junker R, Ringelstein EB, Kuhlenbaumer G. Protease inhibitors in spontaneous cervical artery dissections. Stroke 2005; 36: 9–13.
123 Grond-Ginsbach C, Engelter S, Werner I, Hausser I, Muller US, Brandt T, Lyrer P. Alpha-1 antitrypsin deficiency alleles are not associated with cervical artery dissections. Neurology 2004; 62: 1190–1192.
124 Dahl M, Tybjaerg-Hansen A, Sillesen H, Jensen G, Steffensen R, Nordestgaard BG. Blood pressure, risk of ischemic cerebrovascular and ischemic heart disease, and longevity in alpha-1 antitrypsin deficiency: the Copenhagen City Heart Study. Circulation 2003; 107: 747–752.
125 Boomsma DI, Orbeleke JF, Martin NG, Frants RR, Clark P. Alpha-1 antitrypsin and blood pressure. Lancet 1991; 337: 1547.
126 Auerwald G, Sutor AH. Thirteen cases of alpha-1 antitrypsin deficiency presenting as a bleeding diathesis with intracranial hemorrhage in the newborn. In: Sutor AH, Hathaway WE, ed. Vitamin K in infancy. Stuttgart: Schattauer; 1995: 217–222.
127 Jenkins HR, Leonard JV, Kay JD, Pool RW, Sills JA, Isherwood DM. Alpha-1 antitrypsin deficiency, bleeding diathesis, and intracranial haemorrhage. Arch Dis Child 1982; 57: 722–723.
128 Fidalgo I, Vazquez C, Rodriguez-Soriano J. Intracranial haemorrhage due to vitamin K deficiency associated with alpha-1 antitrypsin deficiency type PiZ. Arch Dis Child 1982; 57: 722.
129 Hope PL, Hall MA, Millward-Sadler GH, Normand IC. Alpha-1 antitrypsin deficiency presenting as a bleeding diathesis in the newborn. Arch Dis Child 1982; 57: 68–70.
130 Payne NR, Hasegawa DK. Vitamin K deficiency in newborns: a case report in alpha-1 antitrypsin deficiency and a review of factors predisposing to hemorrhage. Pediatrics 1984; 73: 712–716.
131 Owen MC, Brennan SO, Lewis JH, Carrell RW. Mutation of antitrypsin to antithrombin. Alpha-1 antitrypsin Pittsburgh (358 Met leads to Arg), a fatal bleeding disorder. N Engl J Med 1983; 309: 694–698.
132 Schelfout K, Tjalma WA, Cooremans ID, Coeman DC, Colpaert CG, Buytaert PM. Observations of an idiopathic granulomatous mastitis. Eur J Obstet Gynecol Reprod Biol 2001; 97: 260–262.
133 Fearnley IR, Spalton DJ, Ward AM, Slavin B, Muncey F. Alpha-1 antitrypsin phenotypes in acute anterior uveitis. Br J Ophthalmol 1988; 72: 636–639.
134 Saari KM, Kaarela K, Korpela T, Laippala P, Frants RR, Eriksson AW. Alpha-1 antitrypsin in acute anterior uveitis and rheumatic diseases. Acta Ophthalmol (Copenh) 1986; 64: 522–529.
135 Yang P, Cunningham JM, Halling KC, Lesnick TG, Burgart LJ, Wiegert EM, Christensen ER, Lindor NM, Katzmann JA, Thibodeau SN. Higher risk of mismatch repair-deficient colorectal cancer in alpha-1 antitrypsin deficiency

carriers and cigarette smokers. Mol Genet Metab 2000; 71: 639–645.

136 Yang P, Bamlet WR, Sun Z, Ebbert JO, Aubry MC, Krowka MJ, Taylor WR, Marks RS, Deschamps C, Swensen SJ, Wieben ED, Cunningham JM, Melton LJ, de Andrade M. Alpha-1 antitrypsin and neutrophil elastase imbalance and lung cancer risk. Chest 2005; 128: 445–452.

137 Yang P, Sun Z, Krowka MJ, Aubry MC, Bamlet WR, Wampfler JA, Thibodeau SN, Katzmann JA, Allen MS, Midthun DE, Marks RS, de Andrade M. Alpha-1 antitrypsin deficiency carriers, tobacco smoke, chronic obstructive pulmonary disease, and lung cancer risk. Arch Intern Med 2008; 168: 1097–1103.

138 Frederick WG, Enriquez R, Bookbinder MJ. Peripheral neuropathy associated with alpha-1 antitrypsin deficiency. Arch Neurol 1990; 47: 233–235.

139 Hwang ST, Williams ML, McCalmont TH, Frieden IJ. Sweet's syndrome leading to acquired cutis laxa (Marshall's syndrome) in an infant with alpha-1 antitrypsin deficiency. Arch Dermatol 1995; 131: 1175–1177.

140 Perez SM, Justo M, I, De Teresa RG, Saracibar SE, Sedano Martinez EM, Perez Castrillon JL. Alpha-1 antitrypsin deficiency in a female with discoid lupus erythematosus. J Eur Acad Dermatol Venereol 2002; 16: 295–296.

141 Hauck EW, Hauptmann A, Haag SM, Bohnert A, Weidner W, Bein G, Hackstein H. Alpha-1 antitrypsin levels and genetic variation of the alpha-1 antitrypsin gene in Peyronie's disease. Eur Urol 2004; 46: 623–628.

7 Neue diagnostische und therapeutische Ansätze

7.1 Quantitative Bildgebung

David Parr
Department of Respiratory Medicine, University Hospitals of Coventry and Warwickshire, Clifford Bridge Road, Coventry, CV2 2DX, U.K.

Einleitung

Das Aufkommen der quantitativen Bildgebung hat die klinische Diagnostik bei Patienten mit COPD in den letzten 20 Jahren revolutioniert. Dies gilt besonders für die Abklärung von Patienten mit Alpha-1-Antitrypsin-Mangel (AATM). Den herkömmlichen Untersuchungsverfahren (z. B. der Spirometrie [siehe Kapitel 4]) sind bei Patienten mit AATM-assoziierter COPD dieselben Grenzen gesetzt wie bei Patienten mit gewöhnlicher COPD. Im Gegensatz zur gewöhnlichen COPD eröffnet jedoch die sehr reale Möglichkeit, das Fortschreiten der AATM-assoziierten Erkrankung durch eine Augmentationstherapie zu beeinflussen, der Wissenschaft das Ziel, bessere Verfahren für die Beurteilung des Behandlungserfolgs zu finden. Infolgedessen wird ein großer Teils der innovativen Arbeit im Bereich der quantitativen Bildgebung der Lunge mit AATM als Modellkrankheit durchgeführt.

Das einzige Verfahren der quantitativen Bildgebung, das bereits gründlich erforscht ist und in großem Umfang zu Forschungszwecken eingesetzt wird, ist die computertomografische (CT) Densitometrie als Surrogatparameter für das Emphysem. Der potenzielle Stellenwert anderer relativ neuartiger Methoden der quantitativen Bildgebung, z. B. der Magnetresonanztomografie (MRT), der Positronenemissionstomografie (PET) usw., muss noch bestimmt werden. Infolgedessen steht im Mittelpunkt dieses Kapitels die quantitative CT.

CT-Densitometrie der Lungen

Anatomisch ist das Emphysem definiert als „permanente Erweiterung der distal der terminalen Bronchiolen gelegenen luftgefüllten Hohlräume mit Destruktion ihrer Wände“ [1]. Pathogenetisch gilt das Emphysem nach heutigem Verständnis im Wesentlichen immer noch als Ergebnis einer entzündungsbedingten Proteolyse und einer daraus resultierenden Zerstörung der Alveolarsepten. Drei der wichtigsten emphysemassoziierten Strukturveränderungen der Lungen führen zu einer Verminderung der Lungendichte: der Verlust an Gewebsmasse, die Verschlechterung der Gefäßversorgung und die ständige Überblähung der Lungen infolge der erhöhten Gewebs-Compliance. Wenn keine Störfaktoren dem entgegenstehen, kann die Verminderung der Lungendichte als Surrogatparameter für die emphysembedingte Zerstörung verwendet und mittels CT auf nicht invasive Weise genau quantifiziert werden.

CT-Aufnahmen bestehen aus Voxels (das 3-dimensionale Äquivalent der Pixels) mit einem Wert für die apparente Attenuation der Röntgenstrahlen durch das entsprechende Gewebsvolumen. Da dieser Wert, der in Relation zu Wasser bestimmt und in Hounsfield-Einheiten (HU) ausgedrückt wird, in dem für biologische Gewebe relevanten Bereich linear mit der Dichte korreliert, stellt das CT-Bild eine densitometrische Landkarte des Gewebes dar, und der Hounsfield-Wert kann einfach durch Addition von 1000 in einen Dichtewert mit der Dimension g/l umgewandelt werden. Die Verwendung einer halbautomatischen Software ermöglicht eine quantitative Analyse dieser densitometrischen Daten und erleichtert auch das visuelle Erkennen abnormer Bereiche (Abb. 7.**1**). Veränderungen im Histogramm der Voxelverteilung in den Lungen infolge eines pulmonalen Dichteverlusts kann durch mehrere verschiedene Indizes gekennzeichnet werden (Abb. 7.**2**), von denen in komparativen histopathologischen Querschnittsstudien nachgewiesen werden konnte, dass sie gut mit dem Ausmaß des Emphysems korrelieren [2, 3, 4]. Diese Studien sind von entscheidender Bedeutung für die Validierung der Methode,

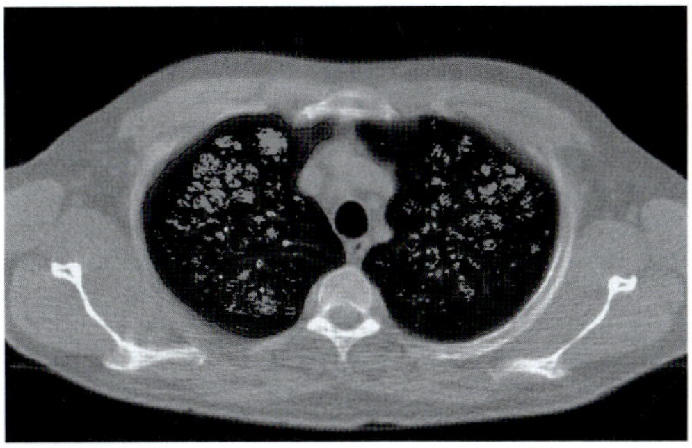

Abb. 7.1 Quantitative Analyse densitometrischer Daten und visuelle Bestimmung abnormer Bereiche. Axiale CT-Darstellung nach Analyse mithilfe eines halbautomatischen Software-Programms (Pulmo-CMS, Medis Specials, Leiden, NL). Die Lungenflügel sind mithilfe eines schwellenbasierten Segmentierungsprozesses gegeneinander abgegrenzt.

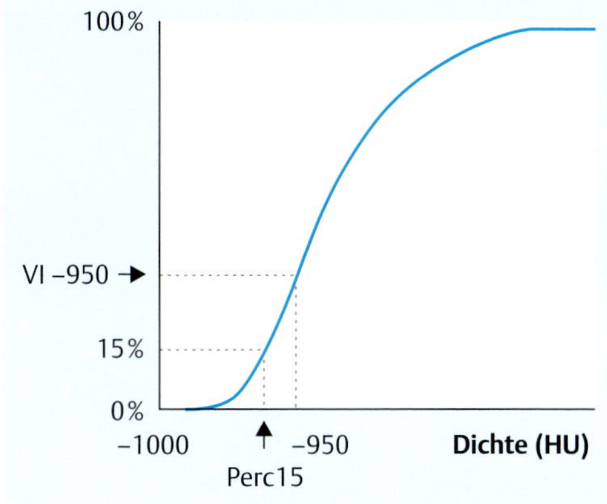

Abb. 7.2 Indizes zur Charakterisierung von Veränderungen im Histogramm der Voxelverteilung in der Lunge infolge eines Verlusts an Lungendichte. Das Histogramm der kumulativen Voxelverteilung zeigt die Ableitung des Voxelindexes bei Verwendung eines Schwellenwerts von −950 Hounsfield-Einheiten (VI-950 HU) und des Perzentilenpunkts bei Verwendung der Parameter des 15. Perzentilenpunkts (Perc15). Der VI-950-Bereich entspricht dem Anteil der Lunge mit einer Voxelzahl unter dem Schwellenwert von −950 HU und wird mit dem Fortschreiten des Emphysems größer. Der Perc15-Wert entspricht dem Cut-off-Wert in Hounsfield-Einheiten, unterhalb dessen 15% aller Lungenvoxels verteilt sind; dieser Wert geht mit dem Fortschritten des Emphysems zurück. Durch Addition von 1000 zu dem Perc15-Wert (in HU) erhält man den 15. Perzentil der Dichte (gemessen in Gramm pro Liter).

insbesondere angesichts der pathologischen Definition des Emphysems. Jedoch wird häufig die Diskrepanz zwischen den Lungendimensionen *in vivo* und den morphometrischen Daten einer *ex vivo* gemessenen Lunge übersehen, die bei Standardinspirationsdruck fixiert wurde und deren Form sich durch Artefakte verändert hat [5]. Die auf derartige Daten gestützte Behauptung, ein bestimmter densitometrischer Index sei optimal, hält deshalb einer genaueren Prüfung nicht stand, insbesondere solange die CT-densitometrischen Techniken nicht standardisiert sind.

Die oben erwähnten Grenzen pathologischer Untersuchungen, zusammen mit der Notwendigkeit, diese neue Technik gegen anerkannte, klinisch relevante Messwerte zu validieren, waren Anlass zu zahlreichen klinischen Studien zum AATM. Es konnte nachgewiesen werden, dass die CT-Densitometrie der Lungen gut mit der Physiologie korreliert [6] und dass die Densitometrie der oberen Lungenbereiche ein besserer Prädiktor der Mortalität ist als die physiologischen Parameter und die Indizes des Allgemeinzustands [7]. In Längsschnitt-Beobachtungsstudien hat sich die densitometrisch gemessene Progression als sensitiverer Weg zur Überwachung des Fortschreitens des Emphysems erwiesen als die physiologischen Werte und der Allgemeinzustand [8], doch besteht auch eine gute Korrelation zwischen den Veränderungen der Lungendichte im CT-Scan und der Verschlechterung der Lungenfunktion [9] sowie des Allgemeinzustands [10].

Die Computertomografie hat auch zu einem besseren Verständnis der Variabilität des klinischen Bildes des AATM geführt; heute wird geschätzt, dass nur ca. zwei Drittel aller Patienten der herkömmlichen Vorstellung des basal betonten panlobulären Emphysems entsprechen [11] und etwa ein Drittel auch eine apikale Beteiligung aufweist, meist mit zentrilobulärem Emphysem [12]. Diese verschiedenen Verteilungsmuster (siehe Abb. 7.3 **a, b**) beeinflussen nachweislich die relative Beeinträchtigung des Atemflusses und des Gasaustauschs und machen die isolierte Verwendung dieser physiologischen Messwerte zur Beurteilung von Schwere und Progression des Emphysems zusätzlich problematisch [11].

Das Grundprinzip der CT-Densitometrie hört sich sehr einfach an, doch gibt es viele potenzielle Störfaktoren – physiologische ebenso wie technische –, welche die CT-Dichtemessung beeinflussen und ihre Reproduzierbarkeit einschränken. Die wichtigste phy-

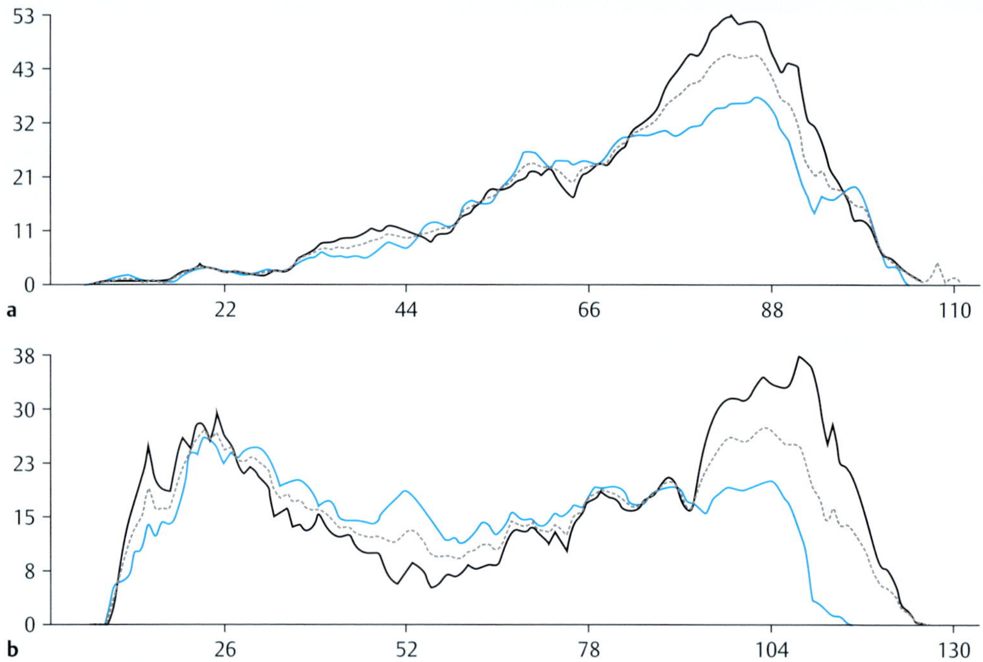

Abb. 7.**3** Emphysem: Verschiedene Verteilungsmuster der Krankheit. Die Voxelindexprofile zeigen Beispiele unterschiedlicher Verteilungsmuster des Emphysems bei zwei Patienten mit AAT-Mangel der PiZ-Variante, analysiert mittels Pulmo-CMS (Medis Specials, Leiden, NL). **a** Emphysemverteilung mit basaler Betonung, wie sie nach herkömmlicher Vorstellung als typisch galt. **b** Lunge mit basalem und apikalem Emphysem. Die Zahlenangaben auf der horizontalen Achse bezeichnen jeweils die Nummer der Bildebene in aufsteigender Reihenfolge von der Lungenspitze bis zur Lungenbasis, die Zahlenangaben auf der vertikalen Achse den VI-950-Wert. Die schwarze Linie entspricht dem Voxelindexprofil der rechten Lunge, die blaue Linie dem Voxelindexprofil der linken Lunge und die graue Linie dem Voxelindexprofil der gesamten Lunge.

siologische Variable ist das Inspirationsvolumen. Methoden zur Überwindung der Probleme schließen Versuche zur Aufrechterhaltung eines konstanten Inspirationsvolumens durch spirometrisches Gating [13] oder die Korrektur von Unterschieden zwischen den Scans hinsichtlich des Inspirationsvolumens durch Anwendung physiologischer [14] oder statistischer Modelle [15,16] ein. Zwischen der Röntgendetektion und der Bildproduktion finden vielfältige, komplexe Datenverarbeitungs- und Rechenprozesse statt; sie sollen das visuelle Erscheinungsbild der Aufnahmen für diagnostische Zwecke optimieren, können aber potenziell die Dichtewerte verfälschen. Geringfügige Veränderungen der Scannerleistung, die bei der visuellen Inspektion ebenso wie bei Routine-Qualitätskontrollen unbemerkt bleiben, beeinflussen die Reproduzierbarkeit der Lungendensitometrie. Infolgedessen müssen bei der Qualitätskontrolle in Längsschnittsstudien zusätzliche Verfahren angewendet werden, z.B. spezielle Phantome [17] oder die Adjustierung der densitometrischen Werte mittels interner Kalibrierungsstandards wie z.B. Aortenblut [18] und Umgebungsluft [19].

Die Nützlichkeit der CT-Densitometrie als Verfahren zur Messung des Behandlungserfolgs in Studien zu potenziell emphysemmodifizierenden Therapien wurde zuerst in einer gemeinsamen niederländisch-dänischen Studie zur AAT-Augmentationstherapie untersucht; dabei wurde ein tendenziell positiver Behandlungseffekt nachgewiesen [20]. Die Differenz war nicht statistisch signifikant (p = 0,07), Berechnungen der Teststärke zufolge ließ sich jedoch in der Placebogruppe ein Fortschreiten des Emphysems mittels CT-Densitometrie mit 2,3-facher Sensitivität im Vergleich zu den physiologischen Parametern nachweisen. Ein erkennbarer Behandlungseffekt hätte somit in einer ähnlichen Studie mit 130 Patienten nachgewiesen werden können, verglichen mit den 550 Patienten, die erforderlich gewesen wären, um eine Reduktion der jährlichen Abnahme des FEV_1-Wertes um 50% nachzuweisen.

Genauer wurde die Methodik in der neuen EXACTLE-Studie [21] geprüft, die ein ähnliches Design hatte, aber nach einem modernen CT-densitometrischen Protokoll arbeitete. Trotz geringfügiger Unterschiede in den CT-Protokollen waren die Befunde bemerkenswert ähnlich. Die primäre Zielvariable, das 15. Perzentil der Dichte, erwies sich im Vergleich zu Physiologie, Allgemeinzustand und Exazerbationen als sensitiver. Von entscheidender Bedeutung war aber auch die durch diesen Wert erfolgte Bestätigung, dass die Abnahme der Lungendichte mit der Abnahme des FEV_1-Wertes korreliert. Ein Vergleich zwischen den verschiedenen densitometrischen Indizes im Histogramm der Voxelverteilung zeigte, dass die Perzentilenbestimmung das sensitivste Verfahren für den Nachweis der Progression [22] (nachgewiesen in früheren Beobachtungsstudien [16]) und eines potenziellen Behandlungseffektes ist. Das Verfahren der Volumenadjustierung beeinflusste die Reproduzierbarkeit, und die Analyse nach Regionen hatte den Vorteil einer besseren diskriminatorischen Fähigkeit bezüglich eines potenziellen Behandlungseffekts [22]. Auch wenn die Teststärke nicht ausreichte, um einen Behandlungseffekt nachzuweisen, hat die EXACTLE-Studie Klarheit über das Design künftiger Studien geschaffen, in denen die CT-Densitometrie als Zielvariable angewendet wird.

Morphometrie der Atemwege

Die quantitative Computertomografie ist heute weithin als Verfahren von zentraler Bedeutung für die richtige klinische Phänotypisierung anerkannt; während jedoch quantitative Methoden zur Morphometrie der Atemwege bei Patienten mit gewöhnlicher COPD in großem Umfang angewendet werden (wenngleich sie wegen größerer technischer Probleme hinter der CT-densitometrischen Beurteilung des Emphysems zurückbleiben), steht die Anwendung derartiger Verfahren bei AATM noch aus. Es liegt jedoch auf der Hand, dass diese Komponente der COPD sich auf die Physiologie und den Allgemeinzustand der AATM-Patienten auswirkt [12]. Weitere Studien mit Anwendung einer halbautomatischen Software für die Morphometrie der Atemwege sind daher erforderlich.

Weitere bildgebende Verfahren

Die quantitative Positronenemissionstomografie (PET) mit intravenöser Anwendung des radioaktiv markierten Markers ^{18}F-Fluorodesoxyglukose hat sich bei Tiermodellen der Pneumonie als hoch spezifisch für die *In-vivo*-Beurteilung von neutrophilen Lungenentzündungen erwiesen [23]; dasselbe gilt für klinische Studien mit Patienten mit gewöhnlicher COPD [24]. Wir wissen, dass die neutrophile Entzündung bei der AAT-bedingten COPD stärker ausgeprägt ist und durch die Augmentationstherapie beeinflusst werden kann. Infolgedessen stellt diese Bildgebungsmodalität ein potenzielles nicht invasives Verfahren zur Beurteilung der globalen oder sogar regionalen Lungenentzündung dar und kann, da es wiederholbar ist, auch die Beurteilung der Wirksamkeit neuartiger antiinflammatorischer Therapien ermöglichen.

Als neues Verfahren zum funktionellen Imaging entwickelt sich die MRT, bei der Gase wie z. B. hyperpolarisiertes Helium als inhalative „Kontrastmittel" verwendet werden. Durch diese Techniken können neben der Belüftung der Lungen zusätzliche funktionelle Parameter wie z. B. der regionale Sauerstoffpartialdruck, die Größe des Luftraums, das Verhältnis von Ventilation zu Perfusion und der Gasaustausch gemessen werden. Allerdings befinden sich diese Techniken bei der gewöhnlichen COPD noch in den Kinderschuhen, während sie bei AATM noch gar nicht angewendet werden.

Literatur

1 Snider GL, Kleinerman J, Thurlbeck WM, Bengali ZH. The definition of emphysema: Report of a National Heart, Lung and Blood Institute, Division of Lung Diseases Workshop. Am Rev Resp Dis 1985; 132: 182–185.

2 Müller NL, Staples CA, Miller RR, Abboud RT. "Density Mask". An objective method to quantitate emphysema using computed tomography. Chest 1988; 94: 782–787.

3 Gevenois PA, Zanen J, de Maertelaer V, De Vuyst P, Dumortier P, Yernault JC. Macroscopic assessment of pulmonary emphysema by image analysis. J Clin Pathol 1995; 48: 318–322.

4 Gould GA, MacNee W, McLean A et al. CT measurements of lung density in life can quantitate distal airspace enlargement – an essential defining feature of human emphysema. Am Rev Resp Dis 1988; 137: 380–392.

5 Thurlbeck WM. Measurement of pulmonary emphysema. Am Rev Resp Dis 1967; 95: 752–764.

6 Dowson LJ, Guest PJ, Hill SL, Holder RL, Stockley RA. High-resolution computed tomography scanning in $alpha_1$-antitrypsin deficiency: relationship to lung function and health status. Eur Resp J 2001; 17: 1097–1104.

[7] Dawkins PA, Dowson LJ, Guest PJ, Stockley RA. Predictors of mortality in alpha$_1$-antitrypsin deficiency. Thorax 2003; 58: 1020–1026.
[8] Dowson LJ, Guest PJ, Stockley RA. Longitudinal changes in physiological, radiological, and health status measurements in alpha$_1$-antitrypsin deficiency and factors associated with decline. Am J Resp Crit Care Med 2001; 164: 1805–1809.
[9] Parr DG, Stoel BC, Stolk, J, Stockley RA. Validation of computed tomographic lung densitometry for monitoring emphysema in alpha$_1$-antitrypsin deficiency. Thorax 2006; 61: 485–490.
[10] Stolk J, Ng WH, Bakker ME et al. Correlation between annual change in health status and computed tomography derived lung density in subjects with alpha$_1$-antitrypsin deficiency. Thorax 2003; 58: 1027–1030.
[11] Parr DG, Stoel, BC, Stolk J, Stockley RA. Pattern of emphysema distribution in alpha$_1$-antitrypsin deficiency influences lung function impairment. Am J Resp Crit Care Med 2004; 170: 1172–1178.
[12] Parr DG, Guest PJ, Reynolds J, Dowson, LJ, Stockley RA. The prevalence and impact of bronchiectasis in alpha$_1$-antitrypsin deficiency. Am J Resp Crit Care Med 2007; 176: 1215–1221.
[13] Kalender WA, Rienmuller R, Seissler W, Behr J, Welke M, Fichte H. Measurement of pulmonary parenchymal attenuation: use of spirometric gating with quantitative CT. Radiology 1990; 175: 265–268.
[14] Shaker SB, Dirksen A, Laursen LC, Skovgaard LT, Holstein-Rathlou N-H. Volume adjustment of lung density by computed tomography scans in patients with emphysema. Acta Radiol 2004; 45: 417–423.
[15] Stoel BC, Putter H, Bakker ME et al. Volume correction in computed tomography densitometry for follow-up studies on pulmonary emphysema. Proc Am Thorac Soc 2009; 5: 919–924.
[16] Parr DG, Sevenoaks M, Deng CQ, Stoel BC, Stockley RA. Detection of emphysema progression using CT densitometry; methodological improvements. Respir Res 2008; 9: 21
[17] Stoel BC, Bakker ME, Stolk J et al. Comparison of the sensitivities of 5 different computed tomography scanners for the assessment of the progression of pulmonary emphysema: a phantom study. Invest Radiol 2004; 39: 1–7.
[18] Stoel BC, Vrooman HA, Stolk, J, Reiber JH. Sources of error in lung densitometry with CT. Invest Radiol 1999; 34: 303–309.
[19] Parr DG, Stoel BC, Stolk J, Nightingale PG, Stockley RA. Influence of calibration on densitometric studies of emphysema progression using computed tomography. Am J Resp Crit Care Med 2004; 170: 883–890
[20] Dirksen A, Dijkman JH, Madsen F et al. A randomized clinical trial of alpha1-antitrypsin augmentation therapy. Am J Resp Crit Care Med 1999; 160: 1468–1472.
[21] Dirksen A, Piitulainen E, Parr DG et al. Exploring the role of CT densitometry: a randomized study of augmentation therapy in alpha1-antitrypsin deficiency: Eur Resp J 2009; 33: 1345–1353.
[22] Parr DG, Dirksen A, Piitulainen E et al. A randomized study of augmentation therapy in alpha1-antitrypsin deficiency: exploring the role of CT densitometry II. Respir Res 2009; submitted.
[23] Jones HA, Clark RJ, Rhodes CG, Schofield JB, Krausz T, Haslett C. *In vivo* measurement of neutrophil activity in experimental lung inflammation. Am J Resp Crit Care Med 1994; 149: 1635–1639.
[24] Jones HA, Marino PS, Shakur BH, Morrell NW. *In vivo* assessment of lung inflammatory cell activity in patients with COPD and asthma. Eur Respir J 2003; 21: 567–573.

7.2 Innovative Therapien

Kenneth R. Chapman
Asthma & Airway Centre, University Health Network, Toronto Western Hospital, Toronto, Ontario, Canada und University of Toronto, Toronto, Ontario, Canada

Einleitung

Wenn sich bei Patienten mit Alpha-1-Antitrypsin-Mangel ein Emphysem entwickelt, können alle Maßnahmen angewendet werden, die auch bei der geläufigeren tabakassoziierten COPD üblich sind. Bei Personen mit Alpha-1-Antitrypsin-Mangel, die zum Zeitpunkt der Diagnose rauchen, ist natürlich die Raucherentwöhnung von entscheidender Bedeutung. Ein Screening der Angehörigen wird in vielen Fällen zum Nachweis eines Alpha-1-Antitrypsin-Mangels bei Nichtindexpersonen führen, die keine klinisch signifikante Lungenerkrankung aufweisen, sodass eine Primärprävention möglich wird. Die typischen medikamentösen Therapien, z.B. die Inhalation von Bronchodilatatoren, zeigen eine ähnliche Wirkung, unabhängig davon, ob die COPD mit einem Alpha-1-Antitrypsin-Mangel vergesellschaftet ist oder nicht. Über den Stellenwert der inhalativen Kortikosteroide im Management der COPD besteht zwar noch keine volle Übereinstimmung, doch wird zunehmend anerkannt, dass die Inhalation derartiger antiinflammatorischer Substanzen die Häufigkeit von Exazerbationen, die Intensität der Atemwegsentzündung und möglicherweise auch das Auftreten systemischer Entzündungen reduziert [1–3]. In groß angelegten Studien zur Prüfung von Inhalationstherapien mit lang wirkenden Bronchodilatatoren in Kombination mit inhalativen Kortikosteroiden wurden Ergebnisse erzielt, die für eine Verlangsamung der Abnahme der Lungenfunktion und einen Rückgang der Mortalität sprechen [4,5]. Diese speziellen Variablen wurden nicht bei der Untergruppe der COPD-Patienten mit Alpha-1-Antitrypsin-Mangel getestet, doch ist anzunehmen, dass sie ähnlich auf die Therapie ansprechen wie die Patienten mit ausreichender Alpha-1-Antitrypsin-Produktion. Trotz geringfügiger Unterschiede im Krankheitsbild des Emphysems bei Patienten mit und ohne Alpha-1-Antitrypsin-Mangel wird der Entzündung, die diese Störung begleitet, zunehmend Beachtung geschenkt. Zwei Fallberichte lassen darauf schließen, dass Patienten mit Alpha-1-Antitrypsin-Mangel auf die Inhalation von Kortikosteroiden mit einer Verbesserung des klinischen Zustandes und der Lungenfunktion ansprechen [6].

Bei Patienten mit nicht AATM-assoziiertem schweren und fortgeschrittenen Emphysem kann eine operative Verkleinerung der Lungen von Nutzen sein, und bei einigen Patienten ohne signifikante Komorbiditäten kann eine Lungentransplantation vorgenommen werden [7]. Im Gegensatz dazu ist der Nutzen einer operativen Reduktion des Lungenvolumens bei Patienten mit Emphysem infolge von Alpha-1-Antitrypsin-Mangel geringer. Derartige Operationen scheinen am erfolgreichsten zu sein, wenn die Lunge heterogen geschädigt ist und bei der Operation die am stärksten geschädigten Anteile der Lungen reseziert, das weniger geschädigte Lungengewebe dagegen geschont werden kann, sodass es sich wieder ausdehnen und am Gasaustausch teilnehmen kann. Die größere Homogenität des Emphysems bei Alpha-1-Antitrypsin-Mangel macht diese Art der Intervention theoretisch weniger attraktiv. In ersten Berichten wurde die Vermutung geäußert, dass Patienten mit Alpha-1-Antitrypsin-Mangel von einer operativen Verkleinerung des Lungenvolumens weniger Nutzen haben als COPD-Patienten ohne AATM [8,9]. Jedoch kann bei Emphysem-Patienten mit Alpha-1-Antitrypsin-Mangel die Lungentransplantation eine häufigere, wenn nicht sogar erfolgreichere Intervention sein. Patienten mit Alpha-1-Antitrypsin-Mangel sind tendenziell jünger, und aufgrund des rascheren Fortschreitens des Emphysems ist ihre Tabakexposition ebenso wie ihre tabakbedingte Komorbidität geringer. Es leuchtet zwar ein, dass eine Transplantation bei diesen Personen mit AATM zu besseren Ergebnissen führt, doch wurden bislang keine entsprechenden Resultate publiziert [10]. Tatsächlich kann der Verlauf nach der Transplantation bei Patienten mit AATM und Lungenerkrankung durch die Entwicklung einer assoziierten Lebererkrankung sogar schlechter sein.

Augmentationstherapie

In den 1980er-Jahren wurde die Augmentationstherapie als spezielle Maßnahme zur Behandlung von Emphysempatienten mit Alpha-1-Antitrypsin-Mangel entwickelt. Erste pharmakokinetische Studien zeigten, dass es ausreichte, die Infusionen im Abstand von einer Woche oder mehr zu verabreichen, um Serumspiegel zu erzielen, von denen angenommen wurde, dass sie konstant im protektiven Bereich lagen. Obwohl die Augmentationstherapie häufig als „Ersatz"- oder Substitutionstherapie bezeichnet wird, besteht ihr Ziel nicht darin, die zu niedrigen Alpha-1-Antitrypsin-Spiegel zu normalisieren. Vielmehr wird regelmäßig gerade so viel Protein infundiert, dass die Talwerte im Serum nicht unter 11 µmol bzw. 80 mg/dl fallen. Dies ist die theoretische protektive Schwelle, über der das Emphysemrisiko nicht erhöht zu sein scheint. Ein Serumspiegel in dieser Höhe ist häufig bei Personen mit SZ-Phänotyp zu beobachten, bei denen offenbar kein erhöhtes Risiko für die Entwicklung eines Lungenemphysems besteht, obwohl die Menge des zirkulierenden Alpha-1-Antitrypsin-Proteins im Serum unter dem Durchschnitt liegt.

Erste Studien bestätigen, dass das aus Blut gewonnene und infundierte Produkt in der Spülflüssigkeit von einer Bronchoalveolarlavage nachweisbar ist [11]. Die Proteininfusionen wurden relativ gut vertragen, und späteren retrospektiven Studien mit Tausenden von Teilnehmern zufolge brachen nur sehr wenige die Infusionen wegen Nebenwirkungen ab [12]. Bei einer Minderheit der Behandelten waren die Infusionen von Nebenwirkungen wie z. B. Fieber, allgemeines Krankheitsgefühl und Kopfschmerzen begleitet. Gelegentlich traten signifikante allergische Reaktionen auf, die das Absetzen der Infusionen erforderlich machten. Von der großen Mehrzahl der betroffenen Patienten wurden die Infusionen jedoch gut vertragen, obwohl sie stark in das physiologische Geschehen eingreifen. Trotz der Herkunft der Mittel für die Augmentationstherapie aus gepooltem Spenderblut wurde bislang kein sicherer Zusammenhang zwischen dieser Therapie und Infektionen mit Viren oder virusähnlichen Agenzien beobachtet.

Ziel der Augmentationstherapie ist der Schutz von Personen mit AATM vor einer raschen Abnahme der Lungenfunktion. Leider konnte bislang in keiner randomisierten, placebokontrollierten Einzelstudie definitiv nachgewiesen werden, dass dieses Behandlungsziel erreicht wird. Im Laufe der Entwicklung der

Augmentationstherapie wurde sehr bald erkannt, dass die Sensitivität der Parameter, die herkömmlicherweise zur Messung des Behandlungserfolgs beim Emphysem dienen (insbesondere die Parameter der Lungenfunktion wie z.B. die Spirometrie), bezüglich der allmählichen Veränderungen des Emphysems so gering ist, dass eine Studie zum definitiven Nachweis eines Erfolgs außerordentlich lang dauern müsste, eine sehr große Zahl von Probanden erfordern würde und somit unbezahlbar wäre [13,14]. Infolgedessen wurde die Augmentationstherapie allein aufgrund des Nachweises ihrer kurzfristigen Sicherheit und des theoretischen Konstrukts zugänglich gemacht, dass von ausreichenden Konzentrationen an zirkulierendem Protein ein Schutz zu erwarten ist. Aus den darauf folgenden 20 Jahren liegen erhebliche Datenmengen vor, die dafür sprechen, dass die Augmentationstherapie klinisch wirksam ist. Dabei handelt es sich zum größten Teil um retrospektive Daten aus nationalen Registern, in denen Patienten unter Augmentationstherapie mit Patienten verglichen wurden, die keine derartige Therapie erhielten [15,16]. Natürlich wurde in diesem Setting die Zuweisung zu den Gruppen mit und ohne Behandlung nicht randomisiert vorgenommen. Somit können zwischen behandelten und unbehandelten Patienten signifikante klinische und sozioökonomische Unterschiede bestehen. Wie an anderer Stelle in diesem Buch beschrieben, wurden 2 randomisierte, placebokontrollierte Studien durchgeführt, um die Hypothese zu prüfen, dass die Augmentationstherapie Lungenparenchym erhält [17]. Als Maß für den Behandlungserfolg diente in beiden Studien die Erhaltung der Lungendichte im CT-Scan und nicht die Ergebnisse der traditionelleren Lungenfunktionsprüfung. In der 1. Studie konnte eine fast signifikante Differenz zwischen den Patienten mit und ohne Augmentationstherapie in dem Sinne festgestellt werden, dass die Lungendichte bei der behandelten Gruppe besser erhalten war. Die 2. Studie führte zu ähnlichen Befunden. Zusammen belegen diese beiden Studien überzeugend, dass durch die Augmentationstherapie Lungenparenchym gerettet wird. Um noch einmal auf die herkömmlicheren Parameter des Behandlungserfolgs, die Lungenfunktionsmessungen, zurückzukommen: Eine Metaanalyse, in der die Ergebnisse verschiedener Langzeit-Follow-up-Studien gepoolt ausgewertet wurden, ergab eine langsamere Abnahme der Lungenfunktion bei den Patienten, die eine Augmentationstherapie erhielten, als bei denen ohne eine solche Behandlung [18]. Da nur eine geringe Zahl von Probanden mit leichter Obstruktion und FEV_1-Werten über 65% des Sollwerts eine Augmentationstherapie erhielten, konnte deren Nutzen bei dieser Untergruppe nicht nachgewiesen werden. Möglicherweise nimmt die Lungenfunktion bei vielen dieser Patienten nicht beschleunigt ab, sodass sie von der Augmentation nicht profitieren. Bei sehr niedrigem FEV_1-Ausgangswert (FEV_1 < 35% des Sollwerts) ist ein Nutzen der Augmentation versus Nichtaugmentation nicht bestätigt. An diesem Ende des Schweregradspektrums besteht das Problem darin, dass jede beschleunigte Einbuße an Lungenfunktion die Überlebenszeit verkürzt und die erzielten Werte dadurch „verzerrt" werden, sodass die Prüfer den Nutzen nicht quantifizieren können. Insgesamt besagt der beste Schätzwert, dass die Augmentationstherapie die Abnahmegeschwindigkeit der Lungenfunktion um durchschnittlich 13 ml/Jahr bzw. bei Patienten mit Werten von 35–65% des Sollwerts um nahezu 18 ml/Jahr reduziert.

Das gebräuchlichste Augmentationsregime besteht in der Infusion von 60 mg Protein pro kg Körpergewicht einmal wöchentlich. Jedoch wurden auch andere Dosierungsregimes vorgeschlagen. Bei Patienten mit intravenösem Dauerkatheter, der die häusliche Gabe von Infusionen ermöglicht, konnte, wie Piitulainen und Kollegen nachwiesen, durch Verabreichung der Infusionen alle 3 Tage die Gesamtmenge an Protein, die benötigt wurde, um die Serumspiegel in dem theoretisch schützenden Bereich zu halten, signifikant reduziert werden [19]. Durch ein solches Regime könnte ein erheblicher Teil der Proteinmengen eingespart werden, die zur Behandlung einer wachsenden Zahl von Personen mit der Diagnose AATM benötigt werden. Andere Autoren haben versucht, die Infusionsfrequenz zu reduzieren, und es liegen zunehmend Beweise dafür vor, dass bei vielen Patienten eine Infusion alle 2 Wochen ausreicht, um den Serumspiegel im schützenden Bereich zu halten [20].

Bislang wird die Augmentationstherapie auf der Grundlage eines Dosierungsplans mit regelmäßigen Infusionen verabreicht, der in einem gewissen Widerspruch zu der biologischen Natur des nativen Alpha-1-Antitrypsin als Akute-Phase-Protein steht. Man könnte die Frage stellen, ob die Patienten nicht während einer COPD-Exazerbation höhere Dosen als gewöhnlich erhalten sollten. Man ist sogar versucht, zu spekulieren, dass bei manchen Patienten auch eine Augmentationstherapie nützlich sein könnte, die sich auf Zeiten der Exazerbation beschränkt. Verschiedene Augmentationspräparate und -schemata wurden noch nicht in rigoroser Weise mit Blick auf den Endpunkt Gesamtwirksamkeit verglichen. Mit der Entwicklung neuartiger Endpunkte wie z.B. Messung der quantitativen Lungendichte im CT-Scan könnte es möglich werden, verschiedene Behandlungsschemata und Produkte in sinnvoller Weise über eine vernünftige Zeitspanne und bei einer erreichbaren Zahl von Probanden zu vergleichen.

Die inhalative Augmentationstherapie

Die intravenöse Verabreichung von AAT entspricht der normalen Sekretion dieses Proteins durch die Hepatozyten in den Blutkreislauf, von wo es in das Lungeninterstitium und in die Lungenalveolen diffundiert. Exogenes Alpha-1-Antitrypsin kann jedoch mit klinischem Nutzen auch direkt in die Lungen inhaliert werden. Dies wird durch moderne Rekombinationstechniken ermöglicht. AAT wird erfolgreich mithilfe von mindestens 2 Rekombinationstechniken zur Herstellung transgener Proteine produziert (unter Verwendung von Schafen und Ziegen) [21–23]. Die gewonnenen Proteine, die nicht in menschlichen Hepatozyten synthetisiert wurden, werden nicht normal glykosyliert und verschwinden nach intravenöser Gabe viel rascher aus dem Blutkreislauf als natives AAT-Glykoprotein. Moderne Inhalationstechniken ermöglichen jedoch die Verabreichung solcher exogenen Proteine mittels Inhalation mit guter peripherer Ablagerung. Die praktischen und theoretischen Vorteile einer solchen Strategie liegen auf der Hand: Die Selbstverabreichung durch die Patienten dürfte weniger kostspielig und weniger eingreifend sein als die intravenöse Verabreichung, und das verabreichte Protein gelangt in der höchsten Konzentration an die Stelle, an der es am dringendsten benötigt wird. Unklar ist, ob auf diese Weise Lungenparenchym erhalten werden kann, und auch die naheliegende Frage der Non-Compliance von Patienten mit der Therapie wird selten erwähnt. Pilotstudien mit Patienten, die an AATM oder zystischer Fibrose litten, belegen eine gute periphere Ablagerung des rekombinanten Proteins und lassen einen antiinflammatorischen Effekt vermuten [24]. Leider führt die Verabreichung des Proteins mittels Inhalation zur Entwicklung messbarer Antikörper [25]. Zwischen den Angaben der Patienten bezüglich Nebenwirkungen und dem Vorhandensein von Antikörpern schien eine grobe Korrelation zu bestehen.

Kleine Moleküle

Die Supplementation mit exogenem AAT dient, unabhängig vom humanen oder transgenen Ursprung des Proteins, dem Schutz des Lungenparenchyms vor einer Schädigung durch ein Protease-/Antiprotease-Ungleichgewicht. Bei dieser Strategie wird die fortgesetzte Produktion von abnormem Alpha-1-Glykoprotein in der Leber und die daraus resultierende Bildung potenziell schädlicher hepatischer Einschlusskörper nicht behoben. Außerdem kann auch der zirkulierende Teil des abnormen Proteins polymerisieren und tut dies auch – ein Prozess, von dem angenommen wird, dass er die Entzündung in der Lunge fördert. Man hat versucht, der abnormen Konformation des AAT-Proteins bei Patienten mit Z-Phänotyp durch Verabreichung von Substanzen mit niedrigem Molekulargewicht zu begegnen, von denen man sich eine günstige Wirkung auf die Fehlfaltung des abnormen Alpha-1-Proteins erhoffte. In der Biochemie sind mehrere derartige chemische „Chaperones" bekannt, und einige davon wurden an Modellen des Alpha-1-Antitrypsin-Mangels getestet. So wurde z.B. nachgewiesen, dass 4-Phenylbuttersäure (PBA) bei einem Mäusemodell des menschlichen AAT-Mangels mit Z-Phänotyp die AAT-Serumspiegel anhebt. PBA erwies sich als sicher und gut verträglich, und die Serumspiegel erreichten die theoretisch schützende Schwelle, vorausgesetzt, die Annahme trifft zu, dass das durch ein Medikament mit Auswirkungen auf die Konformation veränderte AAT seine physiologische Aktivität behielt. Leider konnten diese viel versprechenden Resultate einer Tierstudie in einer Pilotstudie mit 10 AATM-Patienten nicht wiederholt werden: Der AAT-Serumspiegel ließ sich durch eine 2-wöchige PBA-Therapie nicht anheben [26]. Die aktive Entwicklung von PBA wurde beendet, aber es wird weiter in dieser Richtung geforscht, mit dem Ziel, die Konformationsstörungen bei AATM-Patienten zu verstehen und kleine Moleküle zu entwickeln oder zu entdecken, die in der Lage sind, das Problem ganz oder teilweise zu korrigieren [27].

Ein ganz anderer Ansatz bei der Emphysemtherapie mit kleinen Molekülen wird mit der Retinoid-Therapie verfolgt. Dieses Verfahren ist nicht spezifisch für das AATM-bedingte Emphysem. Die Therapie zielt nicht auf die Prävention, sondern auf die Reparatur des Emphysems. Bei Tiermodellen des Emphysems konnte nachgewiesen werden, dass Retinoide in der Lage sind, ein Emphysem zu reparieren, das durch Verabreichung exogener Elastasen induziert wurde. Eine klinische

Studie zum Emphysem beim Menschen führte zu negativen Ergebnissen; weitere Studien laufen zurzeit [28].

Gentherapie und Reparatur genetischer Anomalien

Bei jeder Punktmutation muss die Möglichkeit der Ersetzung des abnormen genetischen Materials erwogen werden. Bei einem Mäusemodell ist es möglich, Gene durch intravenöse Injektion in Leberzellen zu transferieren. Danach synthetisiert die Leber AAT und sezerniert es ins Serum. Die Spiegel erreichen nach der initialen Infusion bald einen Gipfel, gehen danach aber allmählich zurück [29]. Zur Erzielung einer dauerhaften Infektion der Hepatozyten und einer längerfristigen Produktion des Proteins durch das transfizierte genetische Material werden virale Vektoren verwendet [30]. Derartige Strategien konnten jedoch noch nicht erfolgreich auf den Menschen übertragen werden.

Literatur

[1] Sin DD, Man SF. Chronic obstructive pulmonary disease as a risk factor for cardiovascular morbidity and mortality. Proc Am Thorac Soc 2005; 2: 8–11.

[2] Sin DD, Wu L, Anderson JA, Anthonisen NR, Buist AS, Burge PS et al. Inhaled corticosteroids and mortality in chronic obstructive pulmonary disease. Thorax 2005; 60: 992–997.

[3] Burge PS, Calverley PM, Jones PW, Spencer S, Anderson JA, Maslen TK. Randomised, double blind, placebo controlled study of fluticasone propionate in patients with moderate to severe chronic obstructive pulmonary disease: the ISOLDE trial. BMJ 2000; 320: 1297–1303.

[4] Calverley PM, Anderson JA, Celli B, Ferguson GT, Jenkins C, Jones PW et al. Salmeterol and fluticasone propionate and survival in chronic obstructive pulmonary disease. N Engl J Med 2007; 356: 775–789.

[5] Celli B, Ferguson GT, Anderson JA, Jenkins CR, Jones PW, Vestbo J et al. Salmeterol/fluticasone propionate (SFC) improves lung function and reduces the rate of decline over three years in the TORCH survival study. Proc Am Thorac Soc 2006; 175: A763.

[6] Corda L, Bertella E, La Piana GE, Boni E, Redolfi S, Tantucci C. Inhaled corticosteroids as additional treatment in alpha-1-antitrypsin-deficiency-related COPD. Respiration 2008; 76: 61–68.

[7] Fishman A, Martinez F, Naunheim K, Piantadosi S, Wise R, Ries A et al. A randomized trial comparing lung-volume-reduction surgery with medical therapy for severe emphysema. N Engl J Med 2003; 348: 2059–2073.

[8] Fujimoto T, Teschler H, Hillejan L, Zaboura G, Stamatis G. Long-term results of lung volume reduction surgery. Eur J Cardiothorac Surg 2002; 21: 483–488.

[9] Stoller JK, Gildea TR, Ries AL, Meli YM, Karafa MT. Lung volume reduction surgery in patients with emphysema and alpha-1 antitrypsin deficiency. Ann Thorac Surg 2007; 83: 241–251.

[10] de Pablo A, Morales P, Roman A, Lama R, Garcia-Lopez F, Borro JM et al. [Chronic obstructive pulmonary disease and lung transplants: results in Spain]. Arch Bronconeumol 1999; 35: 334–338.

[11] Wewers MD, Casolaro MA, Sellers SE, Swayze SC, McPhaul KM, Wittes JT et al. Replacement therapy for alpha 1-antitrypsin deficiency associated with emphysema. N Engl J Med 1987; 316: 1055–1062.

[12] Stoller JK, Fallat R, Schluchter MD, O'Brien RG, Connor JT, Gross N et al. Augmentation therapy with alpha1-antitrypsin: patterns of use and adverse events. Chest 2003; 123: 1425–1434.

[13] Schluchter MD, Stoller JK, Barker AF, Buist AS, Crystal RG, Donohue JF et al. Feasibility of a clinical trial of augmentation therapy for alpha(1)-antitrypsin deficiency. The Alpha 1-Antitrypsin Deficiency Registry Study Group. Am J Respir Crit Care Med 2000; 161 (3 Pt 1): 796–801.

[14] Stoller JK. Augmentation therapy for severe a_1-antitrypsin deficiency: is the jury still out on a trial? Thorax 1998; 53): 1007–1009.

[15] Chapman KR, Bradi AC, Paterson D, Navickis RJ, Wilkes MM. Slower lung function decline during augmentation therapy in patients with alpha1-antitrypsin deficiency (A1 ATD): results from the Canadian AIR Registry. Proc Am Thorac Soc 2005; 2: A808.

[16] Vreim CE, Wu M, Crystal RG, Buist AS, Burrows B, Cohen AB et al. Survival and FEV_1 decline in individuals with severe deficiency of a_1-antitrypsin. Am J Respir Crit Care Med 1998; 158: 49–59.

[17] Dirksen A, Dijkman JH, Madsen F, Stoel B, Hutchison DCS, Ulrik CS et al. A randomized clinical trial of α_1-antitrypsin augmentation therapy. Am J Respir Crit Care Med 1999; 160: 1468–1472.

[18] Chapman KR, Stockley RA, Dawkins C, Wilkes MM, Navickis RJ. Augmentation therapy for α_1 antitrypsin deficiency: a meta-analysis. J COPD 2009; in press [Ref Type: Abstract].

[19] Piitulainen E, Bernspang E, Bjorkman S, Berntorp E. Tailored pharmacokinetic dosing allows self-administration and reduces the cost of IV augmentation therapy with human alpha(1)-antitrypsin. Eur J Clin Pharmacol 2003; 59: 151–156.

[20] Soy D, de la RC, Lara B, Esquinas C, Torres A, Miravitlles M. Alpha-1-antitrypsin deficiency: optimal therapeutic regimen based on population pharmacokinetics. Thorax 2006; 61: 1059–1064.

[21] Wright G, Carver A, Cottom D, Reeves D, Scott A, Simons P et al. High level expression of active human alpha-1-antitrypsin in the milk of transgenic sheep. Biotechnology (NY) 1991; 9: 830–834.

[22] Carver A, Wright G, Cottom D, Cooper J, Dalrymple M, Temperley S et al. Expression of human alpha 1 antitrypsin in transgenic sheep. Cytotechnology 1992; 9: 77–84.

[23] Salahuddin P. Isolation and characterization of alpha-1-proteinase inhibitor from goat plasma. Biochem Int 1991; 24: 321–338.

[24] Griese M, Latzin P, Kappler M, Weckerle K, Heinzlmaier T, Bernhardt T et al. alpha1-Antitrypsin inhalation reduces airway inflammation in cystic fibrosis patients. Eur Respir J 2007; 29: 240–250.
[25] Spencer LT, Humphries JE, Brantly ML. Antibody response to aerosolized transgenic human alpha1-antitrypsin. N Engl J Med 2005; 352(: 2030–2031.
[26] Teckman JH. Lack of effect of oral 4-phenylbutyrate on serum alpha-1-antitrypsin in patients with alpha-1-antitrypsin deficiency: a preliminary study. J Pediatr Gastroenterol Nutr 2004; 39: 34–37.
[27] Mallya M, Phillips RL, Saldanha SA, Gooptu B, Brown SC, Termine DJ et al. Small molecules block the polymerization of Z alpha1-antitrypsin and increase the clearance of intracellular aggregates. J Med Chem 2007; 50: 5357–5363.
[28] Mao JT, Goldin JG, Dermand J, Ibrahim G, Brown MS, Emerick A et al. A pilot study of all-*trans*-retinoic acid for the treatment of human emphysema. Am J Respir Crit Care Med 2002; 165: 718–723.
[29] Zhang G, Song YK, Liu D. Long-term expression of human alpha1-antitrypsin gene in mouse liver achieved by intravenous administration of plasmid DNA using a hydrodynamics-based procedure. Gene Ther 2000; 7: 1344–1349.
[30] Song S, Embury J, Laipis PJ, Berns KI, Crawford JM, Flotte TR. Stable therapeutic serum levels of human alpha-1 antitrypsin (AAT) after portal vein injection of recombinant adeno-associated virus (rAAV) vectors. Gene Ther 2001; 8: 1299–1306.

8 Register und Strukturen der Patientenversorgung

8.1 Register für Alpha-1-Antitrypsin-Mangel

Marc Miravitlles
Fundació Clínic. Institut d'Investigacions Biomèdiques August Pi i Sunyer (IDIBAPS), Hospital Clínic. Barcelona, Spanien

Register für Patienten mit seltenen Erkrankungen (Prävalenz < 5/10000 Personen) wie z.B. Alpha-1-Antitrypsin-Mangel (AATM) gelten als sehr nützliches Instrument zur Gewinnung von Erkenntnissen über den Spontanverlauf derartiger Leiden. Sie stellen eine wesentliche Strategie zur Entwicklung klinischer Studien zu neuen Therapien dar. Ihre Notwendigkeit wurde von der Weltgesundheitsorganisation (WHO) erstmals 1997 in ihrem Dokument über den AAT-Mangel anerkannt [1]. Auf der Basis dieses Dokuments wurde durch Zusammenführung der verschiedenen bereits existierenden nationalen Register das Alpha One International Registry (A.I.R.) ins Leben gerufen. Nach der Gründung dieses internationalen Registers haben weitere Länder eigene nationale Register eingerichtet und sind ebenfalls Mitglieder des A.I.R. geworden, sodass dieses mittlerweile zum weltgrößten Register für AAT-Patienten geworden ist [2]. Die Entwicklung eines gemeinsamen Fragebogens, die Beachtung von Mindestanforderungen der Qualitätskontrolle und die elektronische Weiterleitung von Daten, entweder durch Versendung von Datensets l oder mithilfe einer webbasierten Datenbank, hat sehr viel zur erfolgreichen Validierung sowie zur Verbreitung und zum rapiden Wachstum des A.I.R.-Datenmaterials beigetragen. Der Sitz der A.I.R.-Datenbank ist Malmö, Schweden, und das Register umfasst zurzeit mehr als 4000 Patienten aus 21 Ländern auf 4 Kontinenten [2].

Die anderen großen Register für AATM-Patienten gehen von den USA aus. In das Register des National Heart, Lung, and Blood Institut (NHLBI) der USA wurden 1129 Patienten aus 36 Zentren in den USA und einem Zentrum in Kanada mit dem Ziel aufgenommen, den Spontanverlauf der Erkrankung über 5 Jahre zu beobachten [3]. Das Register wurde mittlerweile geschlossen, und die Ergebnisse wurden publiziert; sie lieferten interessante Informationen über die Entwicklung der Lungenkrankheit mit und ohne Augmentationstherapie [4]. Das 2. Register ist das Alpha One Foundation Research Network Registry (AOF-RNR), das seinen Ursprung ebenfalls in den USA hat und darauf basiert, dass sich die Patienten selbst einschreiben, um an den Studien und klinischen Prüfungen teilnehmen zu können. Ein Gremium von Prüfärzten und Patientenvertretern ist für die Kontrolle der Datenqualität verantwortlich. Bis 2001 umfasste das AOF-RNR 1204 Personen, wobei die Angaben zum Phänotyp von den Patienten selbst stammten: 70,7% waren bestätigte PI*Z-Patienten, bei 16,4% war der Phänotyp unbekannt [5]. Insgesamt hatten 87,2% der registrierten Patienten eine COPD und 6,4% eine Lebererkrankung; bemerkenswert ist dabei, dass bei diesem relativ jungen Kollektiv (Durchschnittsalter 49,3 Jahre) 35,4% der Respondenten angaben, dass sie zu Hause zumindest eine gewisse Sauerstoffsupplementation anwenden [5].

Vergleicht man einige Merkmale der AATM-Patienten im A.I.R. [2] mit den publizierten Angaben des NHLBI [4] und des AOF [5] über deren Teilnehmer, findet man allgemeine Übereinstimmung hinsichtlich der charakteristischen Grunddaten (Tab. 8.**1**). Die Störung wird gewöhnlich im 5. Lebensjahrzehnt diagnostiziert, und die männlichen Patienten überwiegen leicht. Die Nachweisraten beim Screening der Angehörigen sind im A.I.R. und im NHLBI-Register ähnlich (19,2% bzw. 19,8%); dies spricht dafür, dass die meisten registrierten Fälle Indexfälle sind, d.h. Personen, die diagnostiziert wurden, weil sie an Atemwegs- oder Lebererkrankungen litten. Der Hauptunterschied zwischen den beiden Registern betrifft die Prävalenz der AATM-Phänotypen. Unter den Patienten des A.I.R. sind weniger Personen mit dem PI*Z-Phänotyp als unter den Patienten des NHLBI-Registers (86,2 vs. 97,3%). Außerdem sind die PI*SZ-Variante sowie seltene Genotypen im A.I.R. 8-mal bzw. 3-mal häufiger. Dies könnte Ausdruck der unterschiedlichen Epidemiologie der S-Variante und der seltenen AATM-Varianten in den europäischen Ländern sein [6–8] oder

Tabelle 8.1 Merkmale der AATM-Patienten, die im A. I. R.-, im NHLBI- und im AOF-RNR-Register erfasst sind.

	A. I. R. (n = 2143)	NHLBI (n = 1129)	AOF-NRN (n = 712)
männliches Geschlecht (%)	55	55.5	53
Durchschnittsalter (Jahre ± SD)	49,8	46,1	49,3
erfasster Anteil (%)			
▪ Lungen-/Lebererkrankung	68,8	72,3	keine Angabe
▪ Screening der Angehörigen	19,2	19,8	keine Angabe
AATD Phänotyp (%)			
▪ PI*ZZ	86,2	97,3	70,7
▪ PI*SZ	8,5	1,0	2,1
▪ Seltene AATD-Allelen	5,3	1,7	keine Angabe
Raucherstatus (%)			
▪ nie geraucht	30	20,1	24,1
▪ früher geraucht	60	71,6	73,3
▪ aktiver Raucher	10	8,3	2,1

Nachdruck mit freundlicher Genehmigung von [2].

auf unterschiedlichen Einschlusskriterien beruhen. Ein Vergleich mit dem AOF-RNR hinsichtlich der Phänotypen ist schwieriger, weil dieses Register hauptsächlich Eigenangaben von AATM-Patienten enthält und darunter solche mit intermediärem (PI*MZ) oder unbestimmtem Phänotyp zu finden sind. Schließlich sind die Rauchgewohnheiten bei den Patienten aller 3 Register sehr ähnlich, wobei aber die niedrigere Rate aktiver Raucher im AOF-RNR, dem Register mit Eigenangaben der Patienten, einen höheren Anteil von Patienten mit Problembewusstsein bezüglich der Raucherentwöhnung widerspiegelt.

Bevor die großen amerikanischen und internationalen Register eingerichtet wurden, begannen mehrere nationale Register in Europa mit der Sammlung von Daten zum Spontanverlauf des AATM. Das dänische Register startete 1978, enthielt bereits 1993 Informationen über 612 Patienten mit AATM und hatte zu diesem Zeitpunkt mehr als 2500 Angehörige gescreent [9]. Das schwedische Register nahm seine Arbeit 1991 auf und umfasste bis September 2007 insgesamt 1297 Patienten mit PI*ZZ, darunter eine große Gruppe von Never-Smokers [10]. Das spanische Register begann seine Arbeit 1992 und nahm bis 1998 223 Personen mit PI*ZZ auf [11]. Nach dem Anschluss an das A. I. R. entwickelte Spanien als erstes Land einen Fragebogen im HTML-Format, der online ausgefüllt werden konnte und so die Teilnahme von Ärzten im ganzen Land erleichterte. Diese Strategie hatte den Vorteil, dass der Fragebogen danach an die nationalen Register großer Länder wie Argentinien oder Brasilien angepasst werden konnte, sodass die Ärzte die Daten ihrer Patienten online aus ihren Praxen eingeben konnten. Die notwendige Strukturveränderung des spanischen Registers, die 1999–2000 durchgeführt wurde, war mit einem Verlust an Informationen verbunden, da einige Ärzte die Daten ihrer Patienten, die vorher mittels Papierfragebogen registriert worden waren, nicht mehr aktualisierten [12]. So wurden seit 1992 insgesamt 507 Personen registriert, aber die zurzeit verfügbaren Informationen stammen nur von 336 Personen (Update vom Dezember 2008). Das spanische Register hat ein Programm für den Nachweis eines AAT-Mangels bei COPD-Patienten mittels getrockneter Blutstropfen entwickelt, durch welches die Analyse von mehr als 2000 Proben ermöglicht und bei 8 Personen ein schwerer Mangel (PI*ZZ) diagnostiziert wurde [13]. Ähnliche landesweite Programme zur Fahndung nach AATM-Patienten und zur Schärfung der Aufmerksamkeit für diese Krankheit bei der Allgemeinbevölkerung und bei den Ärzten, die COPD-Patienten behandeln, wurden auch von den Registern in Italien und Deutschland mit dem Ziel durchgeführt, den Anteil der entdeckten und einer Frühbehandlung zugeführten AATM-Patienten zu erhöhen [14, 15]. Das deutsche Register hat seinen Sitz in Marburg und erfasste zwischen 2004 und heute insgesamt 800 Patienten [16]. Das italienische Register wurde 1996 eingerichtet und lieferte bis 2006 Daten von 172 Patienten an die Datenbank des A.I.R. [2]. Außerdem hat das italienische Referenzlabor Techniken zur Messung der AAT-Konzentration in getrockneten Blutstropfen entwickelt und ist auf den Nachweis und die Identifikation seltener Varianten des AAT-Moleküls spezialisiert [17]. Zu den wichtigsten Teilnehmern des A.I.R. gehören das Vereinigte Königreich mit 530 und die Niederlande mit 287 eingetragenen Patienten [2]. In den osteuropäischen Ländern nimmt das Interesse an der Erforschung des AATM zu; neue Initiativen zur Fahndung nach Patienten mit dieser Störung arbeiten in Litauen, wo unter insgesamt 1167 COPD-Patienten, die gescreent wurden, 8 neue Patienten mit der PI*ZZ-Variante identifiziert werden konnten [18]. In Polen lieferte eine repräsentative Stichprobe der Bevölkerung Proben für die Untersuchung der Häufigkeit von Genen mit den AAT-Allelen; die Häufigkeit des PI*Z-Allels betrug dort 1,05% [19].

Zusammenfassend ist festzustellen, dass die Register im Allgemeinen und das A.I.R. im Besonderen eine zentrale Rolle bei den Bemühungen spielen, die Aufmerksamkeit bezüglich des AATM in Ländern mit mittlerer bis niedriger Prävalenz der Störung zu erhöhen. Zweitens haben die Register durch ihre wissenschaftlichen Initiativen, z.B. in Form von internationalen Konferenzen, die vom A.I.R. [20] und der AOF selbständig organisiert wurden, nicht nur Ärzte zusammengeführt, die mit dem AATM befasst sind, sondern auch eine Reihe von Wissenschaftlern einschließlich Genetikern, Epidemiologen, Biochemikern, Pathologen sowie Vertretern von Patienten-Selbsthilfegruppen, Einrichtungen des öffentlichen Gesundheitswesens und Pharmafirmen dazu animiert, für ein gemeinsames Ziel zusammenzuarbeiten [21]. Zweifellos kommt solchen Synergismen entscheidende Bedeutung zu bei der Erzielung signifikanter Fortschritte und eines besseren Verständnisses der Pathogenese des AATM, des Managements der Gesundheitsprobleme von AATM-Patienten und der Entwicklung neuartiger Behandlungsstrategien, die nur mit einer Patienten-Datenbank als Voraussetzung für die erfolgreiche Durchführung klinischer Studien möglich ist.

Literatur

1 WHO Memoranda. Alpha1-antitrypsin deficiency: memorandum from a WHO meeting. Bull WHO 1997; 75: 397–415.
2 Stockley RA, Luisetti M, Miravitlles M, Piitulainen E, Fernandez P and on behalf of the Alpha One International Registry (A.I.R.) group. Ongoing research in Europe: Alpha One International Registry (AIR) objectives and development. Eur Respir J 2007; 29: 582–586.
3 McElvaney NG, Stoller JK, Buist SA et al. Baseline characteristics of enrolees in the National Heart, Lung and Blood Institute Registry of alpha1-antitrypsin deficiency. Chest 1997; 111: 394–403.
4 The alpha1-antitrypsin deficiency Registry Study Group. Survival and FEV1 decline in individuals with severe deficiency of alpha1-antitrypsin. Am J Respir Crit Care Med 1998; 158: 49–59
5 Stoller JK, Brantly M, Fleming LE, Bean JA, Walsh J. Formation and current results of a patient – organized registry for alpha1-antitrypsin deficiency. Chest 2000; 118: 843–848.
6 Blanco I, de Serres FJ, Fernández-Bustillo E, Lara B, Miravitlles M. Estimates of the prevalence of alpha-1-antitrypsin deficiency PI*S and PI*Z alleles and the numbers at risk in Europe countries. Eur Respir J 2006; 27: 77–84.
7 de Serres FJ. Worldwide racial and ethnic distribution of alpha-1-antitrypsin deficiency. Summary of an analysis of published genetic epidemiology surveys. Chest 2002; 122: 1818–1829.
8 Luisetti M, Seersholm N. Alpha1-antitrypsin deficiency. 1: Epidemiology of alpha1-antitrypsin deficiency. Thorax 2004; 59: 164–169.
9 Seersholm N, Kok-Jensen A. Survival in relation to lung function and smoking cessation in patients with severe hereditary alpha-1-antitrypsin deficiency. Am J Respir Crit Care Med 1995; 151: 369–373.
10 Tanash HA, Nilsson PM, Nilsson JA, Piitulainen E. Clinical course and prognosis of never-smokers with severe alpha-1-antitrypsin deficiency (PiZZ) Thorax 2008; 63: 1091–1095.
11 Miravitlles M, Vidal R, Barros-Tizón JC, Bustamante A, España PP, Casas F, Martínez MT, Escudero C, Jardí R. Usefulness of a national Registry of alpha-1-antitrypsin deficiency. The Spanish experience. Respir Med 1998; 92: 1181–1187.
12 Lara B, de la Roza C, Vilà S, Vidal R, Miravitlles M. Development and results of the Spanish registry of patients with alpha-1 antitrypsin deficiency. Int J Chron Obst Pulm Dis 2007; 2: 393–398.
13 De la Roza C, Rodríguez-Frías F, Lara B, Vidal R, Jardí R, Miravitlles M. Results of a case-detection programme for alpha-1-antitrypsin deficiency in COPD patients. Eur Respir J 2005; 26: 616–622.
14 Luisetti M, Massi G, Massobrio M, Guarraci P, Menchicchi FM, Beccaria M et al. A national program for detection of alpha-1-antitrypsin deficiency in Italy. Respir Med 1999; 93: 169–172.
15 Bals R, Kozulla R, Kotke V et al. Identification of individuals with alpha-1-antitrypsin deficiency by a targeted screening program. Respir Med 2006; 27: 77–84.

[16] Koczulla R, Bittkowksi N, Andress J, Greulich T, Schroth S, Kotke V, Vogelmeier C, Bals R. Das Deutsche Register für Personen mit Alpha-1-Antitrypsin-Mangel – eine Ressource für die Versorgungsforschung. Pneumologie 2008; 62: 1–4.
[17] Ferrarotti I, Baccheschi J, Zorzetto M, Tinelli C, Corda L, Balbi B, Campo I, Pozzi E, Faa G, Coni P, Massi G, Stella G, Luisetti M. Prevalence and phenotype of subjects carrying rare variants in the Italian Registry for Alpha1-antitrypsin deficiency. J Med Genet 2005; 42: 282–287.
[18] Sitkauskiene B, Serapinas D, Blanco I, Fernandez-Bustillo E, Janciauskiene S, Sakalauskas R. Screening for alpha-1-antitrypsin deficiency in Lithuanian patients with COPD. Respir Med 2008; 102: 1654–1658.
[19] Kaczor MP, Sanak M, Libura-Twardowska M, Szczeklik A. The prevalence of alpha-1-antitrypsin deficiency in a representative population sample from Poland. Respir Med 2007; 101: 2520–2525.
[20] Luisetti M, Miravitlles M, Stockley RA. Alpha-1-antitrypsin deficiency: a report from the 2nd meeting of the Alpha One International Registry, Rapallo (Genova, Italy), 2001. Eur Respir J 2002; 20: 1050–1056.
[21] Stolk J, Seersholm N, Kalsheker N. Alpha1-antitrypsin deficiency: current perspective on research, diagnosis, and management. Int J Chron Obst Pulm Dis 2006; 1: 151–160.

8.2 Strukturen der Patientenversorgung

R. A. Sandhaus
Division of Pulmonary and Critical Care Medicine, National Jewish Medical and Research Center, Denver, Colorado, USA. E-mail: rasandhaus@alphaone.org

Die Strukturen des Gesundheitswesens in den USA und in Europa vertrauen gewöhnlich, wenn bei einem Patienten eine seltene Erkrankung erkannt wird, sehr stark auf das Wissen von Spezialisten für ein bestimmtes Krankheitsbild. In vielen europäischen Ländern gibt es nur einen oder zwei Experten, die über umfangreiche klinische Erfahrungen mit dem Alpha-1-Antitrypsin-Mangel (AATM) verfügen. In den USA sind es etwas mehr, aber das dortige Einzugsgebiet ist auch sehr viel ausgedehnter. Dennoch werden zumindest in den USA die meisten Patienten, bei denen ein AATM festgestellt wird, von einem Arzt versorgt, für den dieser Patient der einzige mit einer derartigen Diagnose ist.

Als Reaktion auf die sehr unterschiedliche Versorgung in den USA haben die Patienten selbst den Anstoß für die Errichtung einer Organisation gegeben, die dafür sorgt, dass die AATM-Patienten ein bestimmtes Krankheitsmanagement und gewisse medizinische Dienstleistungen in Anspruch nehmen können. Diese Organisation namens AlphaNet hat ADMAP entwickelt: das Alpha-1 Disease Management and Prevention Program. Im Rahmen dieses Programms werden vielfältige Ansätze praktiziert und haben bereits weit über 3000 AATM-Patienten die Möglichkeit erhalten, das Management ihrer Krankheit selbst in die Hand zu nehmen. Das Programm schließt die Bereitstellung des Big Fat Reference Guide to Alpha$_1$ (BFRG) und die Zuweisung zu einem AlphaNet Disease Management Coordinator (ANC) ein. Der BFRG ist jedem unter der Internetadresse www.AlphaNetBFRG.org zugänglich.

Alle ANCs leiden selbst an AATM und haben im Rahmen des ADMAP-Programms eine besondere Ausbildung absolviert. Jeder von ihnen kontaktiert 100–150 Patienten mindestens einmal monatlich. Neben der Beantwortung von Fragen ihrer Patienten sorgen die ANCs für das Ausfüllen von Fragebögen zum Gesundheitszustand und zur Lebensqualität, sie bestellen Infusionsvorräte und helfen bei Problemen mit der Kostenerstattung. Alle AlphaNet-Teilnehmer haben auch die Möglichkeit, mit einem engagierten ärztlichen Team medizinische Fragen zu besprechen oder eine Beratung mit ihrem behandelnden lokalen Arzt zu veranlassen.

Der BFRG fördert die Eigenverantwortung der Patienten: Er hilft ihnen, die Krankheitsmechanismen des AATM zu verstehen, Risikofaktoren zu vermeiden, sich aktiv und in gutem Ernährungszustand zu halten, Exazerbationen so früh wie möglich zu erkennen und zu behandeln und sich über die aktuellen Therapien zu informieren. Darüber hinaus bietet AlphaNet eine Ausbildung für Ärzte, Atemtherapeuten und Pflegekräfte, die auch ein Alpha-1-Zertifizierungsprogramm für Pflegekräfte und Therapeuten einschließt.

Ein integraler Bestandteil des Programms ist die laufende Auswertung der Behandlungserfolge. In den 12 Monaten vor Einführung des ADMAP-Programms bei den Patienten in den USA sammelte AlphaNet Daten über die Inanspruchnahme von Einrichtungen des Gesundheitswesens durch seine Teilnehmer und über deren Lebensqualität. Dieselben Daten werden seit der Einführung des ADMAP-Programms im Jahr 2004 laufend erhoben. 2009 wurde ein Vergleich zwischen dem Jahr vor und dem Jahr nach der Einführung des ADMAP veröffentlicht, der sich auf fast 1000 Personen mit AATM und Emphysem bezog [1]. ADMAP führte zu einer signifikanten Verringerung der Inanspruchnahme von Einrichtungen des Gesundheitswesens und verlangsamte die Verschlechterung der Lebensqualität im Vergleich zur Kontrollphase.

Von den 1000 aufgenommenen Patienten erfüllten insgesamt 878 die Kriterien für die Einbeziehung in die Analyse. Ausschlusskriterien waren der Erhalt eines Lungentransplantats, das Ausfüllen von weniger als 22 der 24 monatlichen Fragebögen, freiwilliges Ausscheiden, Unmöglichkeit einer Nacherfassung („lost to follow-up") und Tod. Während des Jahres der Intervention war eine signifikante Zunahme der Anwendung lang wirkender Bronchodilatatoren, eine bessere Compliance mit der Sauerstofftherapie und eine vermehrte Anwendung kurzzeitiger Steroidbehandlungen während der Exazerbationen zu beobachten. Die Gesamtzahl der Exazerbationen, der außerplanmäßigen Arztbesuche und der Inanspruchnahmen von Notfalldiensten nahm signifikant ab. Auch verschlechterte sich der Score in der Aktivitätsdomäne des St. George Respiratory Questionnaire signifikant langsamer, wohingegen die SGRQ-Gesamtscores während der Studie stabil blieben. Eine signifikante Verbesserung wurde in einigen SF-36-Domänen beobachtet, insbesondere in der Domäne Allgemeinzustand.

Die Teilnahme der Patienten am AlphaNet-Programm hat in den letzten Jahren kontinuierlich zugenommen, und viele der dort geltenden Prinzipien wurden mittlerweile durch die COPD Foundation für die Behandlung von COPD-Patienten ohne AATM übernommen.

Eine Beschreibung der Strukturen der Patientenversorgung wäre nicht vollständig ohne Erörterung der Frage, auf welche Weise die Finanzierung der Versorgung Einfluss auf die Behandlung dieser Erkrankung hat. In den USA erstatten praktisch alle großen privaten Versicherungsunternehmen ebenso wie Medicare die Kosten von Behandlungen wie z. B. der Augmentationstherapie, während Patienten ohne einen derartigen Versicherungsschutz häufig nicht in der Lage sind, auch nur für die Grundversorgung der AATM-bedingten Lungenerkrankung zu bezahlen. In Ländern mit einem einzigen Kostenträger kann die Anwendung sehr teurer Therapien wie der Augmentationstherapie starken Restriktionen unterliegen, insbesondere da nur wenige harte Daten darüber vorliegen, welche Patienten am meisten von einer solchen Therapie profitieren und welcher langfristige Nutzen davon zu erwarten ist.

Angesichts all dieser Tatsachen ist es ermutigend, dass Patienten aus allen Teilen der Welt ein internationales Selbsthilfenetzwerk geschaffen haben, das einen Informationsaustausch und einen Vergleich der verfügbaren Behandlungsmodelle erlaubt. In den letzten 10 Jahren fanden 3 internationale Alpha-1-Patientenkongresse mit Teilnehmern aus der ganzen Welt statt. Der AATM ist zu einem Beispiel für eine bemerkenswerte Zusammenarbeit zwischen Angehörigen der Heilberufe und Vertretern der Patienten mit dem Ziel der Verbesserung der Versorgung derjenigen geworden, die von dieser seltenen Erkrankung betroffen sind.

Literatur

[1] Campos MA, Alazemi S, Zhang G, Wanner A, Sandhaus RA. Effects of a disease management program in individuals with alpha-1 antitrypsin deficiency. COPD 2009; 6: 31–40.

Sachverzeichnis

A

B

T

U

V

W

Z